子どもを
じょうぶにする食事は、
時間もお金も手間も
かからない

幕内秀夫

あなたは、我が子を信じていますか？

私は、「食」と健康に関わる仕事を始めて約40年になります。40年前と現在を比較すると、仕事上もっとも大きな変化は「子どもの食事」に関するものが増えていることです。

保育園や子ども園の給食改善のアドバイスを求められることも多くなっています。しかも、九州から北海道まで全国から依頼がきます。また、子どもの食事に関する講演会も増えています。しかも、どこの会場に行っても、たくさんの若い父母が集まります。時々、申し込み者が多いため立ち見で聞いてくださる方さえいます。40年前には考えられなかったことです。そして、講演後にはたくさんの質問が出るようになりました。


「子どもがきちんと食べてくれません」

「好き嫌いが多く困っています」

「野菜を食べてくれません。どうしたら食べてくれるでしょうか」

「ムラ食いがあって困っています」

「丸飲みしてしまい、よく咀嚼《そしゃく》してくれません」等々。


さらに、自分の料理に問題があるのではないか、工夫が足りないのではないだろうか、共働きなので食事作りに限界がある、経済的に厳しいから仕方がないのでしょうか、などと自分を責めている母親さえもいます。しかし、実際には食事に手間やお金がかかっているのは大人の食事であって、子どものためではないのです。このギャップはどこから生まれるのでしょうか。

では、いきなりではありますが、現在のお子さんの食生活がどうなっているか、簡単なテストをしてみましょう。

次の5つの質問に、A・B・Cで答えてみてください。

①飲み物は「水・麦茶・ばん茶」にしていますか？

A：はい
B：いいえ
C：どちらとも言えない

---

②朝食の主食は「ごはん」ですか？

A：はい

B：いいえ

C：どちらとも言えない

③おやつは「おにぎり」を中心にしていますか？

A：はい

B：いいえ

C：どちらとも言えない

④「スナック菓子」は与えないようにしていますか？

A：はい

B：いいえ

C：どちらとも言えない

⑤ごはん以外の主食は「そば・うどん」が多いですか？

A：はい

B：いいえ

C：どちらとも言えない

あなたの答えを、左に示した点数で計算してみましょう。

A×20点

B×0点

C×10点

100～80点

▼良い食事になっています。

79〜60点
▼少しだけ見直す必要があります。

59〜30点
▼ほんの少し見直すだけで、良い食生活に変えることができます。

30点未満
▼がっかりしないでください。まずは、「主食」と「飲み物」を見直すところから始めてみましょう。

テストの結果はいかがでしたでしょうか？

何点になったとしても、気にしないでください。子どもの食生活は、誰でも無理なく「70点」にすることができます。

なぜなら、「主食」にごはんを食べ、カロリーのない「水・麦茶・ばん茶」を飲むという、子どもにとって当たり前の食生活が、わずか半世紀の間に、世の中の様々な影響を受けて見失われてしまっただけなのです。

そうした当たり前のことを、「令和」の時代の子どもたちのため、その先の未来のため、原点に立ち返って伝えていかなくてはいけないと思っています。

子どもの食事作りに苦労している理由の一つに、大人と子どもの食事を混同していることもあるように思います。

冒頭でも書いたように、私は、全国の保育園の食事のアドバイスもしています。保育園には「おやつ」の時間があります。毎日違うものを出したいと、野菜入りのパンケーキや、おから入りのクッキー、茹でたマカロニのきな粉和え（！）など、それはそれは涙ぐましい努力をしている保育園もあります。しかし私は、特別な「ハレ」の日を除いてすべておにぎりを出してもらうように指導します。

「えっ？　おやつにおにぎりですか⁉」と、毎日、お子さんにお菓子を与えていた方は驚くかもしれませんが、毎日のおやつがおにぎりになっても、子どもたちからクレームが出ることはなく、喜んで食べています。

ただし、時々、保育士さんから、「毎日おにぎりでは子どもがかわいそうだ」という意見が出ることがあります。これ、思い込みです。

逆のことを考えてみましょう。「高齢者は、やわらかいごはんと魚と味噌汁が好きなはず。洋食なんて出したらかわいそうだ」と意見する介護職の人がいたら、「年寄り差別だ」と怒られるかもしれません。ステーキが大好物なおじいちゃん、おばあちゃんは大勢います。子どもは○○が好き。年寄りは○○が好き。なんて、コマーシャリズムが作った固定観念なのです。

私は、そういう固定観念に縛られている人に会ったとき、「子どもがかわいそうなのではなく、あなたがかわいそうなのではありませんか?」と言うことがあります。

私だって人の家にお邪魔して、応接間のテーブルの上におにぎりを出されたら、少しさびしいと感じると思います。「思います」と言うのは、実際に出されたことがないからわからないのです。たぶん先方は、成長期をとっくに終え、子どものように走り回って遊んでいない人だから、空腹になっていないだろう。おにぎりと水などでは不機嫌になってしまうかもしれないから、仕方がなくお菓子とコーヒーかお茶を出してくれるのでしょう。

また時々、保育園の園長先生が、「私どもの保育園のおやつはケーキやプリン、クッキーなどもすべて手作りで食品添加物などは一切使っていません！」と自信満々に話してくれることがあります。たいがいは、女性の園長です。子どもがおにぎりばかりではかわいそうだと意見する保育士さんも、ほとんどが女性です。女性だからという差別的な意味ではありません。女性に限らず、アルコールやタバコをやらない人は、甘いお菓子の大好きな人が多いのです。男性でもその傾向があります。

私は内心、「子どものおやつと大人のおやつは違いますよ。成長期の子どものおやつは〝上〟に成長するためです。〝上〟に成長しなくなったあなたのおやつは〝横〟に成長するためのものです」「そんなにお菓子が食べたければ、子どもを巻き添えにしないで、家に帰ってから存分に食べてください」と言いたいのですが、それを言ったらおしまいになるので言わないようにしています。

あまりにも口うるさい保育士さんがいる場合は、口封じのために職員室にお菓子を置くように勧めることがあります。ピタッと、「子どもがかわいそうだ」という意見が出なくなります。

そう、「あなたのためを思ってやっている」という行為は、たいていの場合、「自分のため」なのです。親子でも夫婦でも友人関係でも、そういうものです。そして、暇な人ほど、「あなたのために」と妄信をし、いろいろ手を出して、「あなたのせいで私はこんなに忙しい！」とイライラしています。思い当たるところ、ないですか？

さらに言えば、「どうしてちゃんと食べてくれないのか！」とイライラしているのは、我が子を信じていないがために空回りをしているだけかもしれません。

本書はそういう真面目すぎるお母さんに楽になってもらうため、発想の転換をしてもらえる本です。この本を読めば、絶対に楽になります。さらに、この本に書いてあることを実践すれば（実践というほど難しいことは一つもありませんが…）、絶対にお子さんが今よりもじょうぶに、元気になります。

それには、時間も、お金も、手間もかからないのです。今まで子どもの食事にかけていた時間とお金と手間を、「自分のために」使っていいのです。お母さんが台所でイライラせず、ゆとりができてキレイになったら、そのほうがよほど子どもは喜びますよ。

母親が不機嫌でいるのは、ある意味、虐待です。

もしも、本書を80歳以上の女性に見せたら「当たり前のことしか書いてないわね」と言われることでしょう。もっと極端に言えば、奈良時代、江戸時代に子育てをした母親たちも同じ感想を持たれるだろうと思います。

大げさではなく、日本の長い歴史の中で、これほど子どもの食事に悩んだ時代はなかったのです。食べていくだけでも精一杯の貧しい時代のほうが圧倒的に長かったわけで、日々の食事の苦労はあったと思いますが、ことさら「子どもの食事」で苦労した時代はなかったはずです。

日本人が「子どもの食事」で苦労するようになったのは、戦後復興を遂げた昭和30年代からです。つまり、食べることに困らなくなってからです。この時代から、栄養改善普及運動、食生活近代化論が提唱されるようになります。

当時、盛んに言われたのが、「ごはんは残してもいいからおかずを食べなさい」、あるいは「タンパク質が足りないよ」「日本食は塩分が多過ぎる」「カルシウムが足りないよ」といった言葉でした。保健所（保健センター）や小学校などでは、6つの基礎食品群を指針とするバランス論が提唱されるようになり、母親は子どもに何でも食べさせなければならなくなって、悩む人たちが増えてきました。

日本人の命をつないできた「ごはん」を、ないがしろにしてまで、1日30品目以上を食べることに果たして意味があるのでしょうか？

冷静に考えてみてください。あなたのお子さんが3歳だとしましょう。何でも好き嫌いなく食べてくれる可能性はほとんどないと思います。近所のお母さん方に聞いても、ほとんどが「うちの子も同じよ」と答えるでしょう。もし、あなたのご両親が健在なら「私が3歳の頃って何でもバランスよく食べていた？」と聞いてみてください。「あんたは野菜を食べなかったわよ」「魚はほとんど食べなかったね」などと言われるでしょう。あなた自身も幼児期にはたくさん好き嫌いがあったということです。好き嫌いが原因で栄養失調になったり、健康上の問題が生じたりしているでしょうか。

私も幼少の頃の記憶をたどると、小学校の給食で「残さないで食べなさい」「好き嫌いなく食べなければ健康になれない」と担任の先生から言われた嫌な思い出がよみがえります。特に、にんじんを食べずに叱られたことはよく覚えています。今の自分であれば先生にとことん反論できますが、当時は文句の一つも言えませんでした。

「子どもの食事」は、栄養バランスや好き嫌いに目くじらを立てることよりも、生活全体を捉えることのほうが重要だと私は思っています。

たとえば、栄養バランスが完璧なお弁当を幼稚園に持って行かせるために、お母さんが朝から台所に張り付いて、子どもは一人で黙々と牛乳のかかったシリアルを食べていたらどうでしょうか。

あるいは、子どもの塾や習い事への送迎の途中、ファストフードのドライブスルーに立ち寄り、ハンバーガーやフライドポテト、ジュースなどを夕食代わりに与えていたらどうでしょうか？

いずれも、穏やかな気持ちで食卓を囲むということが成立していません。すなわち、家族で会話をしながら、心が豊かになる食事ではなくなっています。加えて、砂糖や油脂類だらけの工業製品と化した食品が日常にあふれ、消費カロリーよりもはるかに多い摂取カロリーにより、糖代謝異常、脂質異常、肝機能の異常など、健康被害も危惧されています。現にここ数年、生活習慣病の実態を把握し、改善と予防に努めるための血液検査を小中学校で実施する自治体が増えています。

もはや、私たちの子ども時代のように、好きなものを好きなだけ食べていれば、心も体も健康に育つ時代ではなくなってしまったのです。

近い将来、意味不明のバランス論という「常識」が見直されることを確信しています。そして、この半世紀を母子苦難の時代、あるいは暗黒の子育ての半世紀と記されることになるでしょう。あなたは、その歴史の体現者である必要はありませんし、何より子どもたちが健康や未来を犠牲にするなど、もってのほかです。

そろそろ、これまでの「常識」を見直してみましょう。見直さなければ、子どもの食事作りの苦労や悩みから決して解放されることはありません。見直せば、明日からの食事作りの悩みから解放され、楽しい食卓を取り戻し、あなたにも日々のゆとりができて、笑顔が増えて、今よりもっとキレイなお母さんになります。そして、親子関係もさらに信頼し合えるものとなるでしょう。本書が必ず、その一助になるはずです。

２０１９年　猛暑の中で　幕内秀夫

目次

第2章 今、子どもの食事の何が問題か？ ……053

第1章

子どもの食事は難しくない

子どもの食事に悩む親が多くなった

育児に関する様々な調査をみると、「食事作り」に苦労している親が多いことがわかります。実際、保育園や子ども園などに講演会に行くと、たくさんの質問が出ます。


「子どもの好き嫌いが多くて困っています」

「子どもが野菜を食べてくれません」

「食べ残しが多く、困っています」

「咀嚼しないで丸飲みしてしまいます」


こうした悩みに対し、どうしたらいいでしょうか？　というものです。そして、真面目な親ほど悩んでいます。


「私の料理が下手だからでしょうか？」

「もっと工夫しなければならないのでしょうね」

「共働きなので買い物や食事を作る時間に限界があり、悩んでいます」

「経済的に厳しく、まともな食事はどうしても難しい…」

若いお母さんの中には、母親失格だと自分を責めている人さえいます。本当に子どもの食事は手間がかかり、お金がかかり、大変なのでしょうか?

私（昭和28年生まれ）の子ども時代の写真を見ると、たいがい衣服は継ぎはぎだらけです。ズボンの膝が擦り切れて、穴が開いているのは普通でした。今とは比較できないほど貧しい時代でした。

私が生まれた年、東京・青山に日本で初めて対面販売ではなくセルフサービス方式の高級スーパーマーケットが登場します。24時間営業のコンビニエンスストアなどないのは当然です。自家用車《マイカー》で買い物に行く主婦などいませんでした。家庭用の電気冷蔵庫や電気炊飯器も登場したばかりです。冷凍食品やインスタント食品もほとんどなかったのです。今よりはるかに、貧しく不便な時代です。経済的に厳しい時代ですから、日々の食事に苦労はあったと思いますが、ことさら「子どもの食事」に悩む人などほとんどいなかったのです。

なぜ、現代の親は、こんなにも子どもの食事で悩むようになったのでしょうか?

子どもの食事などいらない

私が幼少の頃には、「子どもの食事」で苦労している親などいませんでした。極めて簡単な話だと思います。わざわざ子どものための食事など作らないのですから、悩むことなどなかっただけの話です。

私の母親は、家族のための食事を作っているだけでした。私はその中から自分で食べられるものを選んで食べていました。したがって春先には、ノビルやふき、うど、こごみなどアクの強い山菜や野菜の料理が食卓に並び、子どもには食べられるおかずがほとんどないような日もあったはずです。そのような時には、味噌汁、漬物に納豆やふりかけ、焼き海苔でごはんを食べていたこともあったと思います。あるいは、ごはんに味噌汁をかけただけの猫マンマなどということもあったでしょう。親はそれを何とも思わなかったのです。空腹さえ満たせれば十分だと考えていました。これは我が家だけの話ではありません。どこの家庭もそんなものだったのです。子どもの食事なんてそれでよかったのです。

情報過多の時代、大人は「カルシウムが不足していないだろうか」「ビタミンが足りているだろうか」「食物繊維が足りているだろうか」などと考えてしまいます。それらも大切なことですが、食事の最大の目的は空腹を満たすことではないでしょうか。空腹を満たしてこそ、カルシウムもビタミンも食物繊維も必要になります。

保育園や子ども園に講演に行くと、もっとも多い質問は「子どもが野菜を食べてくれない」というものです。どんな野菜を食べないのか聞いてみると、ピーマン、ねぎ、大葉、茄子、水菜などが挙げられます。その一方で、同じ植物性食品でも、サツマイモ、ジャガイモ、トウモロコシ、かぼちゃが食べられないという質問は滅多に出ません。さて、この違いは何でしょうか？

穀類やイモ類、あるいは野菜でもかぼちゃのように、子どもは空腹を満たせるものを好み、空腹を満たせない野菜に好き嫌いが多いことがわかります。小さな子どもに食べさせる人はいないでしょうが、生のねぎやみょうが、山椒《さんしょう》、大葉などの「薬味」であれば、もっと好き嫌いが激しいでしょう。薬味もまた、空腹を満たすことが難しい食べ物です。

もし、お子さんが空腹を満たせるごはんやうどん、イモ類などを食べずに、生のねぎや、みょうが、大葉ばかり食べていたらどうなるでしょうか。空腹を満たせないのですから、小さな子どもだったら「お腹すいたー」と泣いて騒ぐことにもなりかねません。実際にはそんなことは起こらないでしょう。子どもはきちんと空腹を満たせるものを選んで食べているからです。

空腹を満たすだけでは、限られたものしか食べられないので子どもがかわいそうと考える方もいるかもしれません。あるいは、「知識」のない子どもに食べ物の選択を任せてしまったら、栄養が偏《かたよ》ってしまうのではないかと考えてしまう方が多いようです。

もし、そのように考えるとしたら、それは大きな勘違いです。

言葉も十分に理解できない、文字も読めない子どもは、本当に何もわかっていないのでしょうか?

それは、「何もわからないだろう」という大人側の勝手な決めつけにすぎません。

そこに、子どもの食事作りに苦労する理由があります。

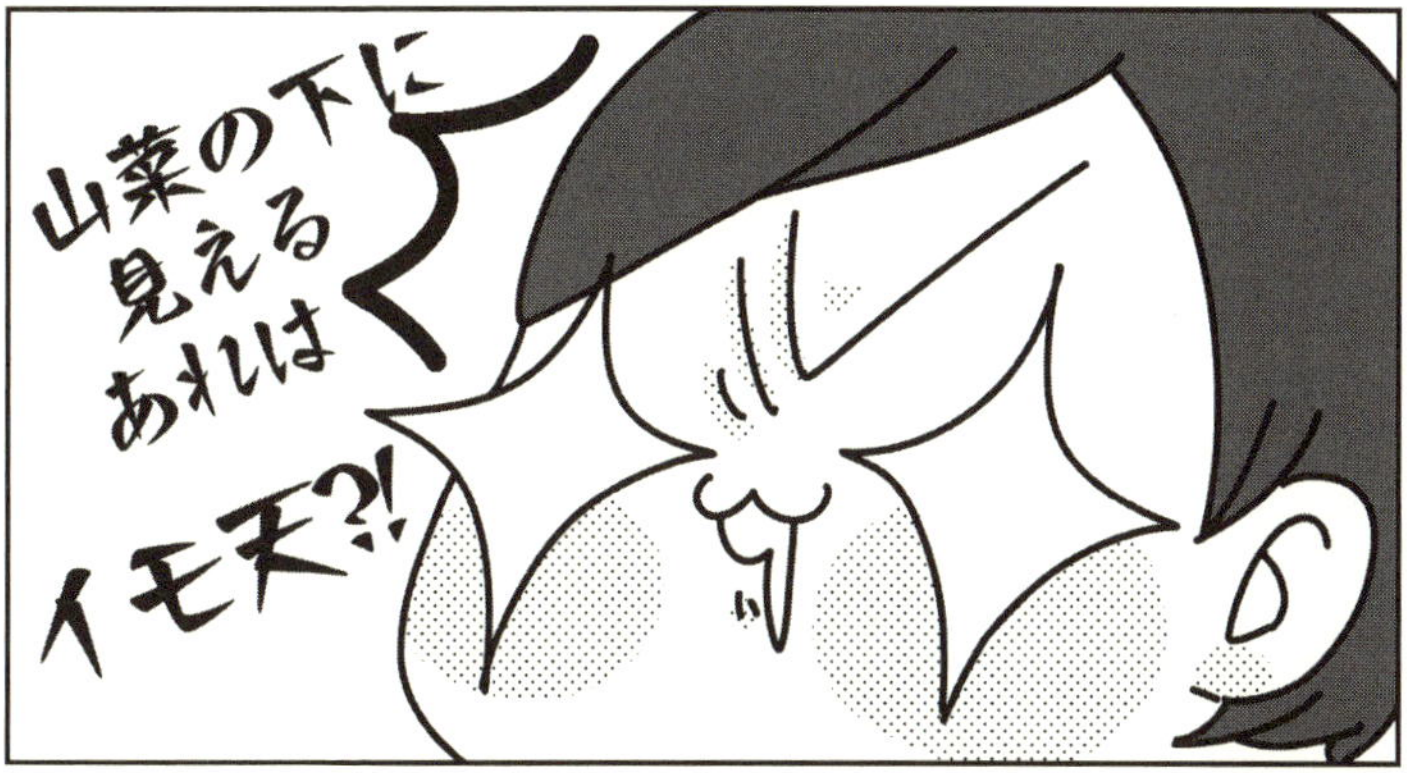
山菜の下に
見えるあれは
イモ天?!

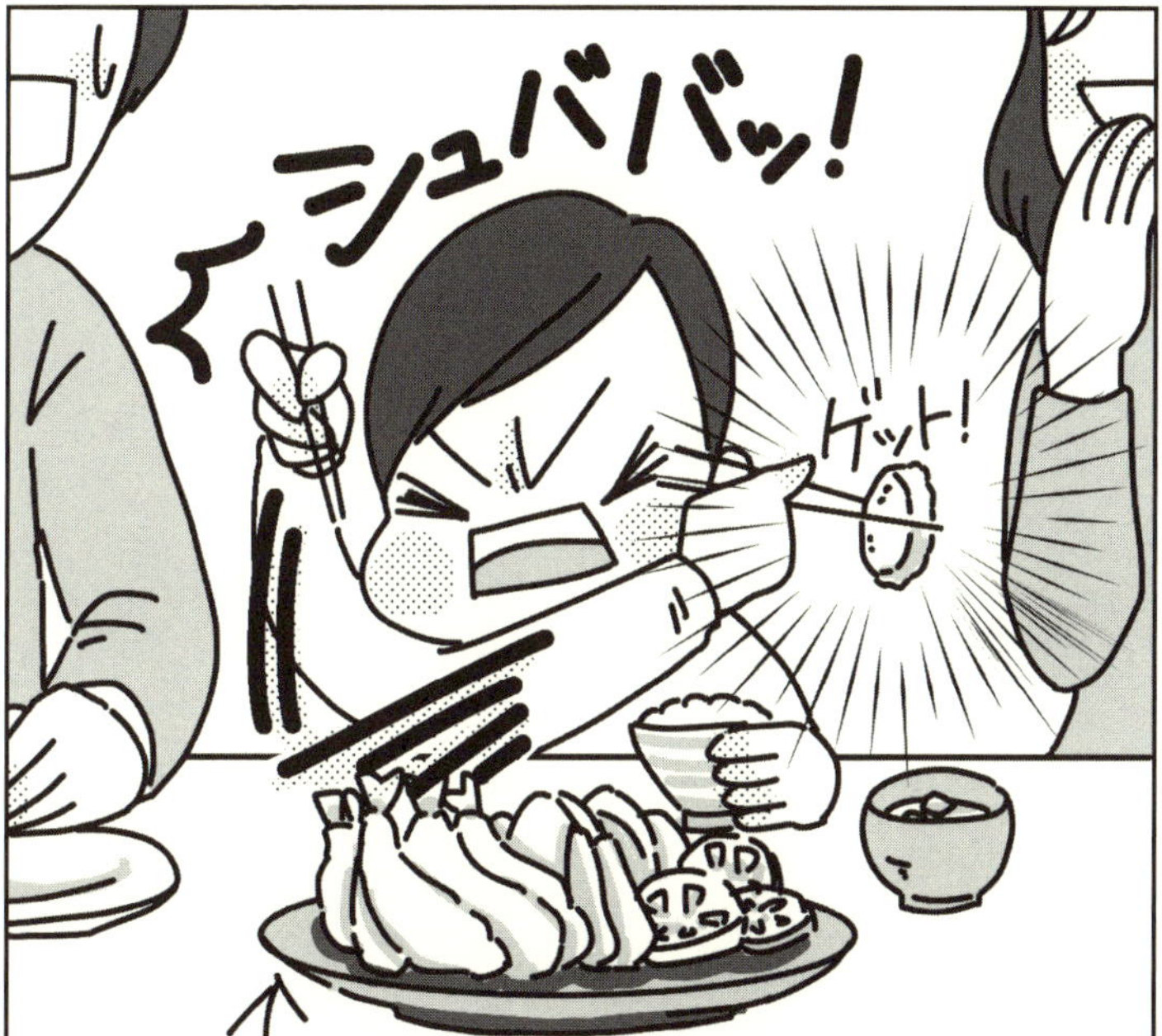
シュババッ!
ゲット!
買ってきた天ぷら盛り合わせ

食べることは「生きること」

言葉や文字が理解できなくても生きることはできます。そのことを赤ちゃんは証明してくれています。

呼吸や睡眠、排泄《はいせつ》などは生きるためにどうしても必要です。ただし、赤ちゃんに向かって「呼吸しないと死んじゃうわよ」「寝ないと大きくなれないわよ」「うんちやおしっこをしないと病気になっちゃうわよ」などと、これらの術《すべ》をゼロから教えた人はいないはずです。教えなくても、呼吸はするし、黙っていても眠るし、うんちやおしっこもしたくなればします。人間は生まれながらにして、生きる上で大切なことはわかっているのです。生きるために大切なことに知識は必要ありません。

食事も同じことです。食べることは生きることです。したがって、子どもはわかっています。人間が人生で初めて口にするのは母乳ですが、「母乳をきちんと飲まないと必要な栄養素が摂れないわよ」「大切な免疫物質が含まれているんだから、病気の予防のためにしっかり飲みなさいよ」などと赤ちゃんに説いて理解させた母親はいないでしょう。まだ目がしっかりと見えていない赤ちゃんも、母親の乳房に顔を近づけてやると自ら吸いつき、美味しそうに飲みます。誰に言われなくても母乳が大切なことはわかっているからです。本能と言うべきなのかも知れません。

よって、その後の離乳食や食事も子どもの選択を信じることが大切なのです。その選択を信じないで、無理して何かを食べさせようとするから、子どもは嫌がり、お母さん方も苦労することになってしまうのです。幼児期であればあるほど子どもには好き嫌いがあります。それを偏食だと考えるから苦労しているのです。

子どもの選択を信じましょう。信じれば食事は大変なものではなく、楽しいものになるはずです。これまでお子さんの食事で悩んできた方は、明日から子どものための献立を考えることはやめましょう。そうすればほとんどの悩みから解放されます。

食わず嫌いは「正しい判断」

子どもは幼ければ幼いほど、好き嫌いがあります。しかも、好きなもの、嫌いなものはたいがい似通《にかよ》ったものになります。

たとえば、ジャガイモやサツマイモ、トウモロコシを好む子どもは多く、逆に、ピーマンやねぎ、みょうがなどを嫌う可能性が高くなります。ただし、乳幼児などはサツマイモやみょうがを見ても、何と呼ばれる食品で、どんな味がするのかもわかりません。それにもかかわらず、どうして好き嫌いを判断できるのでしょうか。そして、それらは共通することが多いのでしょうか。

私たちは食事をする際、最初にその食品を見ています。この時、極めて特徴的な色や形をしていると、口に入れることを躊躇《ちゅうちょ》することになります。たとえば、金色の飲料水があったら飲むのを考えてしまうでしょう。

次に、匂いを嗅いでいます。変な匂いがしたら、ためらうことになります。タバコを嫌う方などは、まさに、匂いが嫌なのではないでしょうか。それをクリアしてから初めて、口に入れています。でも、すぐに飲み込んでいるわけではありません。その時、変な味がしたらペーッと吐き出すこともあります。あまり意識することはありませんが、私たちはそのようにして食べています。

食事でもっとも大事なことは、危険なものを口にしないことです。有毒な食品をぶつけられても大した問題ではありませんが、口にしてしまったら命に関わることさえあります。

お母さんがお子さんに向かって、「まったく、この子は食わず嫌いなんだから」と叱っていることがよくあります。しかし、実は子どもが正しいのです。毒のあるものを口に入れてしまってからでは遅いこともありますから、食わずに判断するほうが賢明なのです。見て、匂いを嗅いでから口に入れるほうが安全です。

文字や言葉がわからない子どもでも、その判断をしています。いや、逆に文字や言葉がわからないから、そのように判断していると考えるべきかもしれません。子どもの好き嫌いに共通するものが多いのは、きちんと同じ判断をしているからなのです。

食べていい色、悪い色を見ている

情報や知識のない乳幼児が、どうやって食べ物を判断しているのかを具体的に説明していきましょう。

まず、最初にしていることは「見る」ことです。特に色に対して敏感です。

たとえば、小さいお子さんにも食べやすい味噌汁にはどんな具を入れるでしょうか？　お子さんが小さければ小さいほど、ジャガイモ、サツマイモ、かぼちゃ、あるいは豆腐などを入れることが多いと思います。逆に、せり、小松菜、ニラなどを入れる人は少ないでしょう。これには、色の特徴が関係しています。

子どもが食べやすいだろうと考えられている色は、白、赤、黄色、茶色などです。せり、小松菜、ニラなどに共通する「緑色」は敬遠されると考えられています。多くの植物は、緑色のうちは未成熟で食べられないものが多いのです。緑色のイチゴは、赤くなったら食べ頃です。お米だって、稲穂が緑色のうちに収穫することはありません。栗、ぎんなん、みかん、バナナ、小麦などほとんどの植物は赤や黄色、茶色になって食べ頃になります。まだ熟れていない緑色のうちは美味しくないだけでなく、下手をするとお腹を壊すことだってあります。

したがって、赤ちゃんは緑色の食べ物は拒否したほうがいいとわかっているのだと思います。本当はほうれん草や小松菜を食べても何の問題もありませんが、小さな胃袋にはそれよりも、ごはんやサツマイモ、ジャガイモなどを優先して食べたほうがいいと目で判断しているのだと思います。

若いお母さんの中には、「子どもがピーマンを食べてくれない」と悩んでいる人が多くいます。ピーマンだって成熟すれば、イチゴやみかんのように赤くなります。植物として未成熟である緑色のピーマンを好まないのは当然なのです。洗剤や乾燥剤などの薬品の多くが青や緑に着色されているのも、子どもが誤って口に入れないようにと考えられたものなのです。

ちなみに、緑色のピーマンを食べる動物はほとんどいません。動物も色を見ているのでしょうか。

なぜに臭いものを嫌うのか

子どもは緑の野菜を好まない傾向があります。ただし、緑の野菜でもキャベツやきゅうりなどは比較的食べるのではないでしょうか。多くの子どもが嫌うのは、セロリ、パセリ、大葉、ねぎなどです。同じ緑色なのに、なぜこれほど違うのでしょう。

最大の理由は「匂い」にあります。

子どもたちは明らかに匂いの強い食品を嫌っています。これは子どもに限ったことではありません。大人でも好き嫌いが多いのは、匂いの強いものなのです。なぜなら、匂いの強い食品は危ないことが多いからです。

もっとも危ないのは腐敗したものです。腐ったものを口にしないで済むのは、匂いが教えてくれているからです。

したがって、好き嫌いの多い食品は圧倒的に発酵食品です。なぜなら「腐敗」と

「発酵」に明確な区別はないからです。時々、人間はわがままだと思うことがあります。多くの人は自分の好きな食品を「発酵食品」と呼び、嫌いな食品は「腐敗している」と言っているにすぎません。

子どもが酢の物を苦手とするのも、匂いだけでなく、酸っぱい＝腐っていると判断しているからでしょう。大人にとっては爽やかな酸味でも、子どもの鋭い臭覚と味覚では、危険な食べ物の域かもしれないのです。

また、外国の人たちの嫌いな食品として挙げられるものに、納豆があります。私など、茨城県出身ということもあり、納豆が好きで毎日のように食べています。しかし、外国の人にとっては、臭くてネバネバと糸を引いているのですから、単に大豆を腐らせたものと思われても仕方がないでしょう。

このように、匂いの強い食品は、腐敗していると認識されるものが少なくありません。子どもが透明な水は飲んでも焼酎は飲まないのは、アルコールの匂いを嗅ぎ分けているからだと思います。麦茶は飲んでもビールは飲まないことも然《しか》り。子どもはしっかりと臭覚で判断しているのでしょう。

苦いものが苦手

子どもは目と鼻で危険な食品を判断し、それをクリアすると口に入れるわけですが、そのまますぐに飲み込んでいるわけではありません。「味」をみています。もっとも好む味は「甘味」です。食品の甘さは大切な炭水化物（糖質）の存在を教えてくれます。赤ちゃんが母乳を喜んで飲んでくれるのも、ほんのりと甘い乳糖が含まれているからです。イモ類やかぼちゃなどを好むのも、炭水化物の甘味があるからです。

逆に嫌うのは、「苦手」というくらいですから、「苦い」食品です。食品が苦い理由のほとんどは、「毒」を含んでいるからです。水の飲めない子どもはいません。麦茶の飲めない子どもは滅多《めった》にいません。コーヒーの飲める子どもはほとんどいません。ビールの飲める子どもはどこにもいません。これは、幼ければ幼いほどはっきりしています。言葉もわからない、文字も読めない幼い子どもほど、飲んでいいものと悪いものをきちんと選択していることがわかります。

時々、「子どもがお茶を飲んでくれない」と悩んでいる方がいます。聞いてみると緑茶のことを言っています。ばん茶は赤ちゃんでも飲みます。緑茶にはカフェインが含まれていますが、ばん茶にはほとんど含まれていません。そこでも、子どもはきちんと選んでいることがわかります。

言うまでもなく、コーヒーにはカフェインが含まれています。カフェインは依存症になりかねない有毒物質です。実際に毎朝、コーヒーを飲まないと頭が働かないという人もいます。明らかな依存症になっています。

ビールにはアルコールが入っています。アルコールも有害物質であることは間違いありません。ビールの原料の一つであるホップにも有毒物質が含まれています。ただし、有害と言っても、大人にとっては「薬毒同源」、その毒が精神的な安定をもたらしてくれたり、心の痛みを軽減してくれたり、快楽をもたらしてくれることがあります。それ故に、やめられなくて苦労している人は多いのですが、一概に悪いと言うべきか、これは非常に難しい問題です。いずれにしても難しいのは大人なのです。お父さんが大事にしていた大吟醸酒を、赤ちゃんに飲まれてしまったなどという話は聞いたことがありません。

その他にも、頑張る自分へのご褒美《ほうび》に、つい手が伸びてしまうという女性の声が多いチョコレートにも有害物質が含まれています。当然、子どもはチョコレートも嫌います。もし、お子さんがチョコレートを好むとしたら、それは砂糖だらけのミルクチョコレートでしょう。カカオマスが70パーセントのビタータイプや、製菓などに用いられる100パーセントのものは食べられないはずです。苦味の強いチョコレートには、テオブロミンと呼ばれる毒（アルカロイド）が含まれているためです。ただし、それらに含まれる有毒物質は微量ですから、ただちに害になるようなことはありません。むしろ、大人の場合は、「苦み走ったいい男」という言葉があるくらいですから、それらの毒を楽しんでいる人が少なくないでしょう。

そのように考えると、子どもは実に健全です。有害なものを体内に入れてしまわないよう、大人に比べて味覚が鋭いのです。私たち大人は味覚がバカになっているから、苦いビールやコーヒーを平気で飲めるのです。大人は、子どもを見習わなければならないことが多いものです。

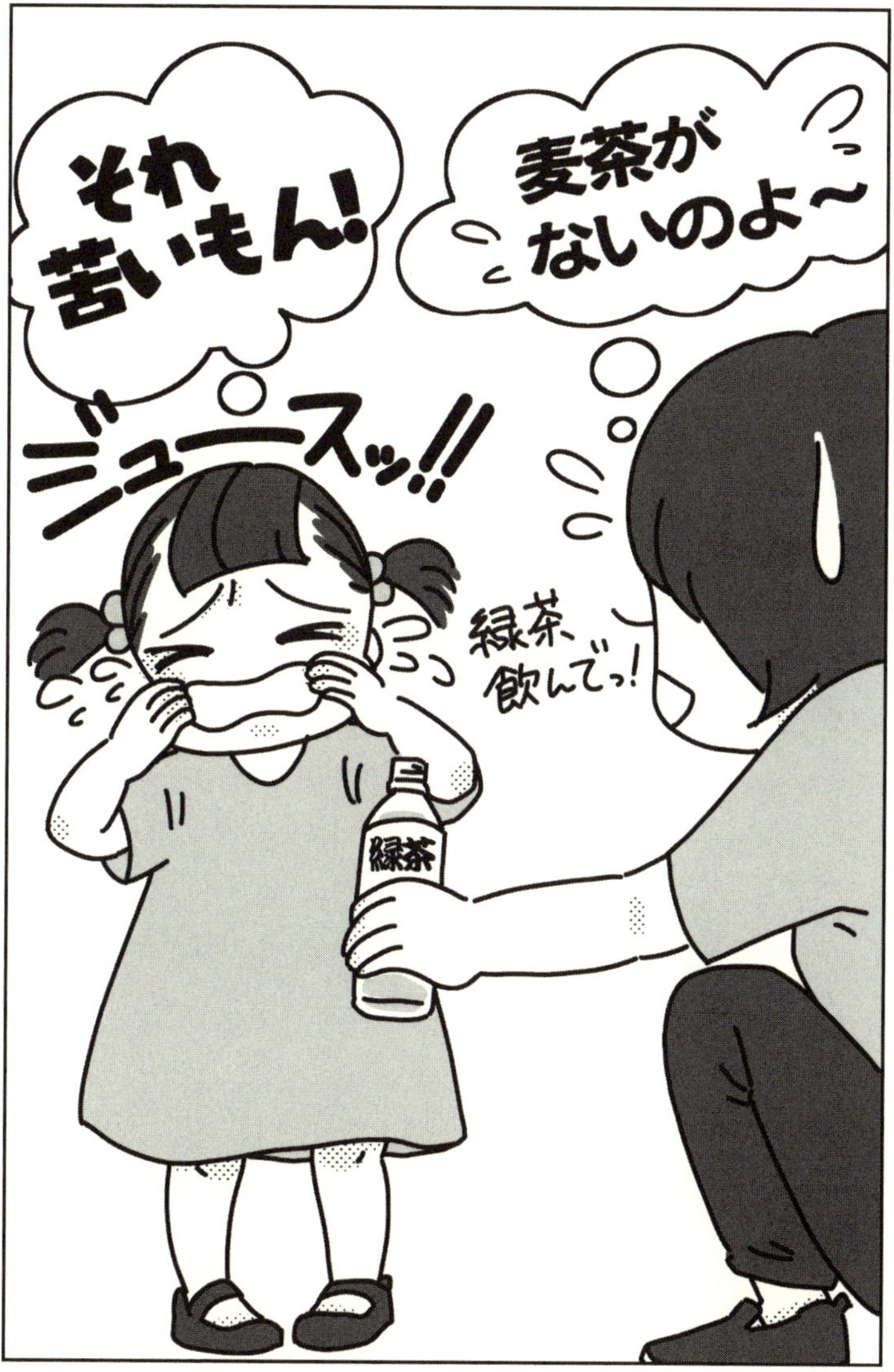
麦茶がないのよ〜
それ苦いもん！
ジューースッ!!
緑茶飲んでっ！
緑茶

子どもは食べる「量」がわかる

食事は何を食べればいいのか、ということだけでなく、どれだけ食べればいいのかという量の問題もあります。

かつて、いや今でも「ムラ食い」という言葉を耳にすることがあります。お子さんに対して「半分しか食べない」「一口分だけ残すことがある」「食べたり食べなかったりすることがある」と嘆いているお母さんがいます。そこでも、「私の作る料理に問題があるのではないか」と悩んだり、「一口でもいいから食べなさい」と無理強いして、楽しいはずの食卓をつらいものにしたりすることが少なくないように思います。

確かに子どもの食べ方を見ていると「ムラ」があります。けれども、それが悩むほどの問題なのでしょうか。子どもは日々体調も違い、運動量も違うのですから、食べる量は違って当然だろうと思います。

ホテルの朝食はビュッフェスタイルが増えています。子ども連れの宿泊客の様子を見ていると非常に面白いです。大人はお金を出した分だけ元を取ろうとするかのように食べまくります。ビュッフェの宣伝文句を見ると「50品目食べ放題」、すごいところになると「70品目食べ放題」などというホテルも最近はあります。実際、料理の種類がたくさんあるとついつい食べ過ぎてしまいがちになります。ところが子どもを見ていると、ある程度食べるとたいがい遊び始め、まだまだ食べ足りない親が「静かにしなさい」と言いだすのが常です。

子どもはその日の自分の体調や運動量でどこまで食べればいいかわかるため、あと一口分だろうが、適度なところでやめているのです。お父さんは運動していようがいまいが、目の前に並べられたものは全部食べてしまいます。お母さんは体調などに関係なく、作った料理はもったいないからと絶対残そうとしません。食べ物を大切にしていると言えば聞こえはいいですが、どこまで食べれば十分なのか、わからなくなっているのです。大人には別腹があるというのは本当のようです。子どもと大人、どちらがまともなのでしょうか。子どもの「ムラ食い」を嘆くよりも、むしろ私たち大人こそ反省しなければなりません。

母子をいじめる「6つの栄養バランス論」

子どもの食事作りに悩んだり苦労したりする親が増えた背景には、どのような理由があるのでしょうか？　そこには、明らかに我が国の方針が関係しています。

これまで述べてきたように、昔はそもそも子どものための食事など作っていませんでした。家族が食べる食事を作っていただけです。そこから、子どもは自分の食べられるものを選択し、食べられる量だけ食べていました。まさに、子どもの取捨選択を信じていました。だから、食事の際、子どもを叱ることは箸の持ち方くらいでほとんどなかったと思います。何かを食べないことに親がいちいち気を揉むこともありませんでした。

それが変わってきたのは、昭和30年代頃からです。この時代から、行政や学校から栄養教育の情報の普及が始まります。

その象徴的なものが、「6つの基礎食品群」（昭和33年）です。多くの方が学校や保健センター（保健所）などで目にしたことがあると思います。

6つの基礎食品群

〈1群〉…魚、肉、卵、大豆、大豆食品
〈2群〉…牛乳・乳製品、海藻、小魚
〈3群〉…緑黄色野菜
〈4群〉…淡色野菜、果物
〈5群〉…穀類、イモ類、砂糖類
〈6群〉…油脂、脂肪の多い食品

子どもの健康を守るために、「6つの食品群を食べさせましょう」とする国主導の栄養指導が行われるようになったのです。それまでにはなかった「食事を作るときは栄養素のバランスを考え、偏らない食事を心がけましょう」という考え方が広まり、またたく間に常識と化していきました。

こうしたバランス論の極端な解釈から「ごはんは残してもいいから、おかずを食べなさい」と子どもを叱りつける母親が増えていきました。次第に「パンを食べている国は進んでいる」「ごはんを食べるとバカになる」といった奇怪な欧米崇拝主義を唱える人まで現れ、日本の伝統食や、主食であるごはんを否定するような思想にまで発展し始めたのです。そこから食に対する子どもの取捨選択を信じなくなり、好き嫌いに対して「偏食」という烙印《らくいん》を押すようになってしまったのです。6つの基礎食品群を指針にして計算された献立による学校給食は、好き嫌いはもちろん、子ども一人一人の体調や運動量に関係なく「残さず食べる」ことが当たり前に指導されるようになりました。6つの基礎食品群を前面に打ち出した栄養教育は、私に言わせれば「6つの母子いじめ」としか思えません。

真面目な親ほど、「偏食を治さなければ子どもを健康に育てられない」と追い詰められるようになってしまいました。現在でも、お子さんが4人も5人もいる家庭では、「そんなに苦労することはない」と話すお母さんが少なくありません。たぶん、それだけ子どもがいれば、誰が何をどれだけ食べたかなど細かにはわからないので、結果的に子どもの選択に任せることになっているからでしょう。それでいいのです。

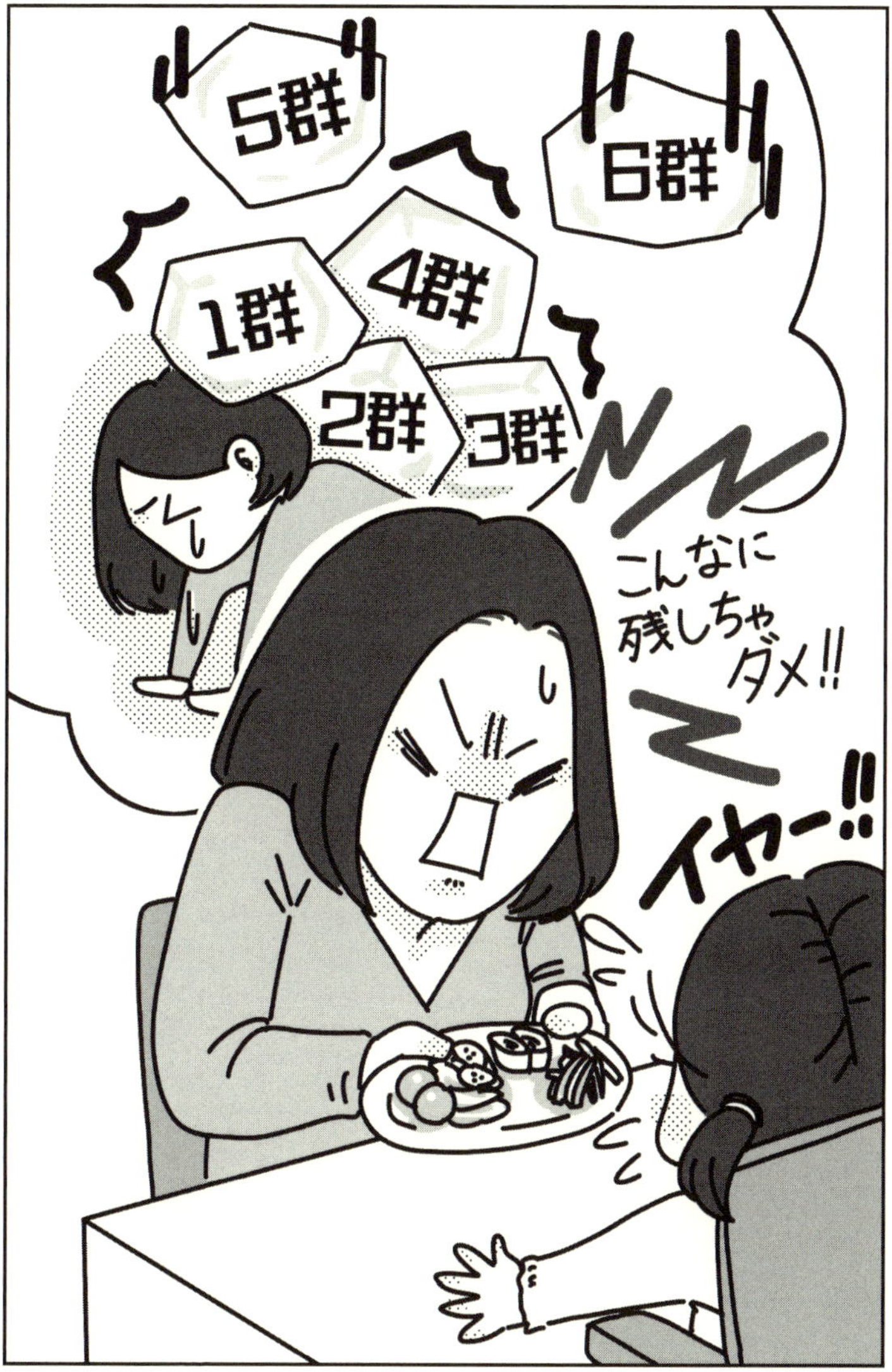
5群
6群
1群
4群
2群
3群
こんなに残しちゃダメ!!
イヤー!!

バランスのとれた食生活とは何か

私たちが生きていくためには、いくつかの食品を組み合わせて食べる必要がありま す。一つの食品だけですべての栄養素を賄《まかな》えるのは、食品ではありませんが、赤ちゃんにとっての母乳だけでしょう。

ただし、国が「6つの基礎食品群」（43ページ）に示したように、いくつもの食品を摂らなければ子どもの健康は守れないのでしょうか。もし、あのような食べ方を守らせようとしたら、おそらく5〜6歳の子どもの70〜80パーセント、2〜3歳だったら90パーセントが3群の「緑黄色野菜」を嫌がる可能性が高くなります。

これまで述べてきたように、子どもは安全で空腹を満たせるものを優先して選んでいます。「僕の胃袋はお父さんやお母さんのようには大きくない。だから、何でも食べるわけにはいかないから、大切な穀類やイモ類などを優先して食べるよ」「空腹を満たせない緑の濃い野菜や薬味などは、大きくなったら食べるよ」と言っているにすぎません。よくよく考えてみれば、お父さんやお母さんの幼児期も同じだったはずなのです。いや、100年前の子どもも100年後の子どもも同じなのです。

それにもかかわらず、そんな子どもたちに「偏食」という烙印を押してしまったのが、栄養教育が普及させた、意味不明のバランス論なのです。そして、真面目にそれを守らせようとしている父母を追い詰め、悩ませたのです。

共働きの家庭が珍しくなくなり、時間に追われる生活の中で栄養バランスに配慮した手料理で賄いきれなくなるのは当然です。忙しい人にも便利な冷凍食品、レトルト食品、栄養成分を強化した加工食品も続々と増え、今やゼリー飲料やプロテイン飲料に頼るまでになっています。食費の半分ほどをサプリメントに費やしている家庭もあるくらいですから、生活全体のバランスは崩れる一方です。

本当の意味で、子どもにとっての「バランスのとれた食生活」とは何か?

それは決して、何でも食べさせることではありません。そのことを子どもたちは命をかけて、私たちに教えてくれているのです。

増える「ノー・おかずデー」

子どもの選択を信じない「バランス論」の影響をもっとも受けたのは、幼稚園に弁当を持たせている親だと思います。何しろ、朝の慌ただしい時間に栄養バランスを考えながら弁当を作るのは大変なことです。

神奈川県のとある幼稚園には、500名以上の園児がいます。その幼稚園では、できる限り親の愛情がこもった弁当を持参してほしいと考えています。ただし、それだけ園児がいれば、仕事や体調の問題から、何人かは弁当が作れない父母もいるでしょう。毎日弁当を作るのは現実的に難しいという父母もいます。そのため、保護者が希望した場合には業者の弁当が注文できるようになっています。

数年前、その幼稚園で講演をする機会がありました。園長先生に聞いてみると、多くの父母が弁当作りに苦労して、業者の弁当を注文する人がどんどん増えているというのです。その傾向に園長先生は違和感を持っていました。そこで私は、週1回、弁当のおかずをなしにして、おにぎりだけにする日を設けることを勧めました。最初は職員や父母も驚いていました。「栄養のバランスがとれないのではないか？」という疑問の声もありました。私は、「お昼の弁当でバランスなど考える必要はない」「おにぎりに切り替えることで子どもの健康を害することなどあり得ない」と説明しました。

その講演をしてから、何年になるでしょうか。今ではすっかり定着して、現在は多くの父母からの希望もあり、その幼稚園では週3回が「ノー・おかずデー」になっています。幼稚園の先生方が何より驚いていた変化が、業者の弁当を注文する保護者が以前は100名もいたのが、最近は数名しかいなくなったというのです。さらに「ノー・おかずデー」は週3回ですから、残りの日はいろいろなおかずを入れた弁当を持参してもいいわけです。しかし、「ノー・おかずデー」を実施して以来、他の日も簡単な弁当を作るようになり、わざわざお金を出してまで業者の弁当を注文する必要がないと考える父母がほとんどを占めているということでした。

「朝の時間に余裕ができて、子どもたちとゆっくり話ができるようになった」

「朝、弁当作りで慌ただしいために、ちょっとしたことで子どもを叱ることが多かったのが、ほとんどなくなった」

「どんなに忙しくても、ごはんさえ炊けば何とかなる。この安心感があるだけで、家事も仕事も育児もだいぶ楽になりました」

このように、家庭内で良いサイクルが生まれたことこそ、「ノー・おかずデー」の最大の功績ではないでしょうか。

この「ノー・おかずデー」は、２０１９年現在、全国50以上の幼稚園が実施するようになっています。多くの父母から、「家庭の食事も楽になりました。そして……」という気付きの声が様々届いています。父母を楽にするためにやっているわけではありません。「子どもの食事とは何か」を無言で伝えるためにやっています。

お弁当作りのない家庭でも、3食のうちの1食は「ノー・おかず」の日を設けてほしいと思います。つまり、ごはんと味噌汁だけ用意すればいいのです。そこから生まれる時間や心の余裕が、今の子育て家庭には必要なのではないかと思っています。

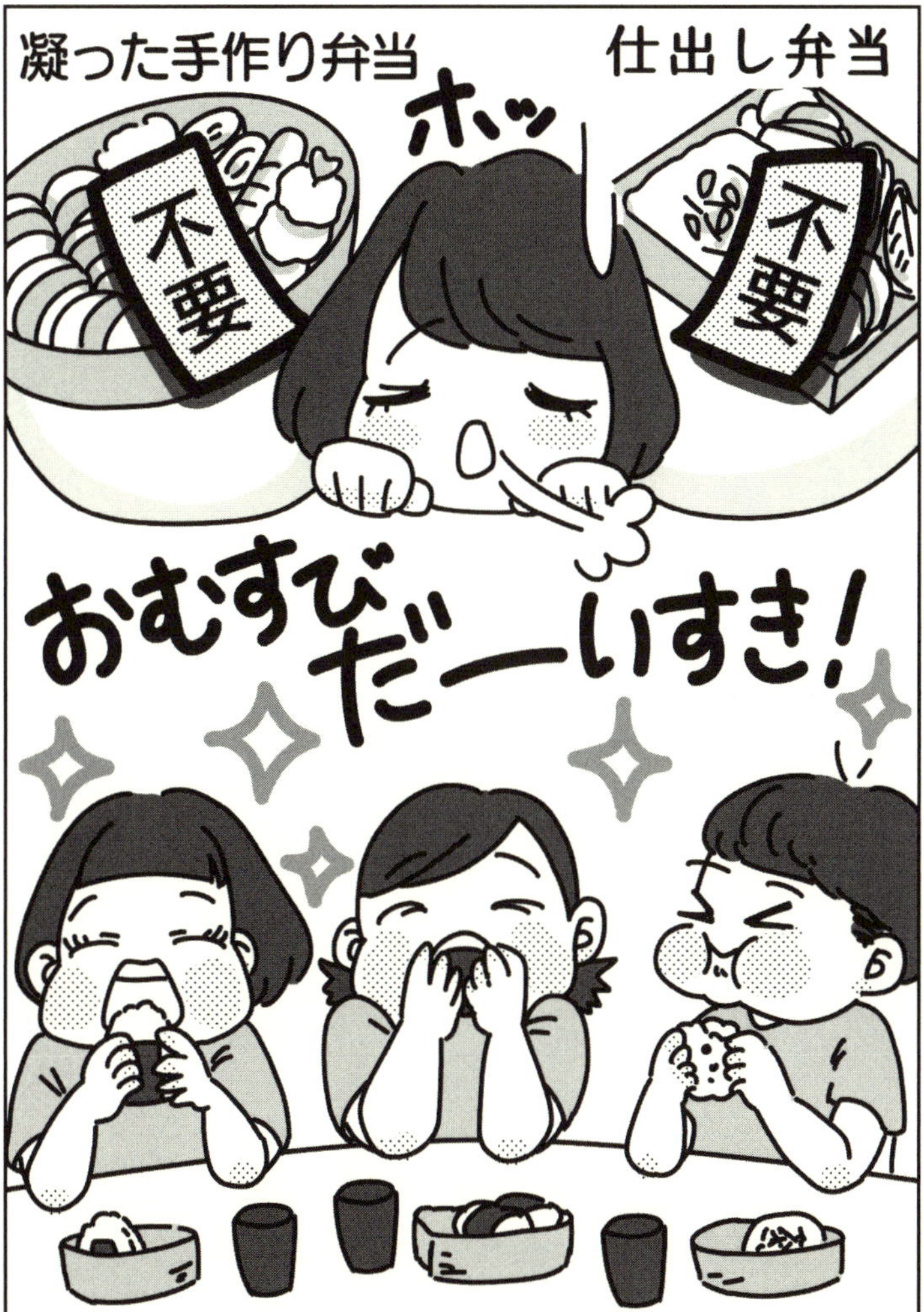
凝った手作り弁当
仕出し弁当
ホッ
不要
不要
おむすびだーいすき！

第2章

今、子どもの食事の何が問題か？

血液検査をする小中学校が増えている

保育園やこども園の先生に「これまでとは明らかに違う肥満のお子さんがいませんか？」と質問すると、ほとんどの先生が「2人います」「3人います」と即答します。「どの程度の肥満の子どものことですか？」と聞き返されたこともありません。

子どもの体型にも生まれつき個性があります。これまでにも、ぽっちゃりしたお子さんはいたはずなのに、即答するということは、明らかにこれまでとは違う肥満の子どもが登場していると感じているからでしょう。極めてわかりやすく言えば、肥満大国とされるアメリカやメキシコ、オーストラリアなどにいる肥満児のような太り方をした子どもが日本でも登場してきています。

しかも、単に肥満だけならともかく、様々な健康問題も浮上しています。そのため、ここ数年、全国の小中学校で血液検査を実施する自治体が増えています。たとえば、もっとも力を入れて取り組んでいるのは香川県ですが、厚労省の調査で糖尿病ワースト上位が続いたことをきっかけに、子どもの生活習慣病の実態を把握し、改善と予防に努める目的で始まりました。2012年から小学4年生を対象に実施されており、2019年から中学1年生全員にも実施することが決定しています。

なぜそこまで徹底して実施することになったかというと、これまでのデータから糖代謝異常、脂質異常、肝機能の異常などが約10パーセントにも上ることが明らかになったからです。このままでは、体にかかる負荷により、体育や運動会が命がけになることも十分に考えられるのです。

成人ならまだしも、なぜ、成長期の子どもたちまでこのような問題が起きているのでしょうか。テレビゲーム、スマートフォンの普及などによって外遊びが少なくなっていることなど、様々な要因があることは事実ですが、食生活の問題がもっとも大きいことに異論をはさむ人はいないでしょう。

もはや、私たちの子ども時代のように、好きなものを好きなだけ食べていればいい時代ではなくなってしまったのです。

「工業製品」を食べるようになった

現代の食生活は「欧米化」したことが問題だという指摘があります。肉や食肉加工品、牛乳、乳製品など動物性食品が増え過ぎたことによって、高脂肪・高カロリーの食生活になってしまったことが問題だという指摘です。私もその指摘は間違ってはいないと思っています。しかし、現在は、もはやそんなレベルではなくなっています。

欧米化したと言っても、少し前までは「農産物」を食べていました。口にする食品は、山や畑、田んぼ、牧場、海や川から生産、収穫されたものがほとんどだったのです。それが、今や、よほど意識して食品を選ばなければ、口にするのは工場で生産された「工業製品」ばかりになってしまっています。

たとえば、朝食にごはんと味噌汁、ほうれん草のお浸し、秋刀魚《さんま》の塩焼きを食べるとします。お米は「田んぼ」、ほうれん草は「畑」、秋刀魚は「海」で獲れた、原材料の色・形がわかる農水産物がほとんどでした。一方、食パン（＋マーガリンやジャム）、ハムエッグ、コンソメスープを食べた場合にはどうでしょう。パン、マーガリン、ハムは工場で生産されたものです。コンソメも市販の固形物や粉末を使えば、原材料の色・形がわからない工業製品です。

もっとも多く工業製品が販売されているのは、コンビニエンスストアではないでしょうか。棚に並べられた食品で、原材料の色や形がわかる農産物は、わずかに取り扱っている野菜と果物、そしてレジカウンター脇のおでん鍋に入っている、ジャガイモ、大根、卵。あとは、おにぎりや弁当に小量入っている具材や漬物くらいです。それ以外は原材料の色や形もわからない工業製品ばかりが、袋や箱に入って並べられています。

このような現状を、尊敬する小児科医の真弓定夫《まゆみさだお》先生は「お袋の味の時代だ」と言います。おふくろの作った手料理という意味ではなく、袋や箱に入った食品ばかりになったという意味です。

工業製品の最大の特徴は、成分を自由に調整することができることにあります。そこには食品添加物が入ることも少なくありませんが、多用されているのが「砂糖」と「油脂類」なのです。

工業製品は「砂糖」や「甘味料」だらけ

子どもに「豚肉とウインナーソーセージのどちらが好き？」と聞いたら、圧倒的にウインナーソーセージと答えるでしょう。なぜなら市販のウインナーソーセージやハムなどの食肉加工品には砂糖が入っているからです。おでんであれば、子どもはさつまあげなどの練り製品を好むことが多いと思います。味覚の鋭い子どもは、練り製品にも砂糖が入っていることがわかるからです。お子さんが納豆を好まないとしたら、しょう油をかけるのではなく、添付されている「たれ」をかけることで食べる可能性が高くなります。なぜなら、たれには砂糖が使われているからです。

加工食品業界には「砂糖ゼロ・脂肪ゼロ・売り上げゼロ」という言葉があります。砂糖を大量に売りたければ、どんな食品にも砂糖か油脂類を混ぜろという意味です。砂糖をはじめ、甘味料のぶどう糖（グルコース）や果糖（フルクトース）などの精製糖は、いまや工業製品には不可欠です。

最近、子どもの朝食にシリアルを食べさせる人が増えています。なぜ、シリアルを食べさせているのかを聞いてみると、「子どもが喜ぶから」と答える人が少なくありません。欧米には昔からシリアルに似た食べ物としてオートミールがあります。燕麦《エンバク》などの麦類を焙煎《ばいせん》し、細かく砕いて粉末状にしたものです。そこに水や牛乳を入れて火を通し、おかゆのようにして食べられてきました。原材料は、燕麦だけです。

現在、日本で販売されているシリアル類の表示を見ると、30種類もの原材料名が並んでいます。食品添加物の問題もさることながら、子どもが喜んで食べるようになったのは砂糖がたっぷり使われているからです。もし、欧米のオートミールのように砂糖の入らない素朴なものだったら、決して子どもは喜ばなかったでしょう。

これまで砂糖の入った食品と言えば、お菓子やジュースなど間食の問題でした。今は工業製品だらけになったことで、砂糖の問題は主食にまで広がり、砂糖を一日中摂るようになってしまったのです。

歯科での虫歯予防指導も、かつてのような間食に関するものでは足りません。3食を含めた生活全体で捉える必要があるのです。

子どもでも騙されてしまう「砂糖」

　子どもは甘いトウモロコシやサツマイモ、あるいはスイカ、バナナ、イチゴなどを好むことが多いはずです。子どもが甘いものを好むのは、これまで述べてきたように糖質を欲しているからであって何も悪いことではありません。子どもがごはんを好むのも、味覚が鋭いため、ほんのりと甘味を感じていることが大きいのでしょう。食品そのものに含まれている「糖質」で甘味のあるものは食べ過ぎることはありません。そして、いくつも食べようと思っても限界があります。ごはんなどもお腹が苦しくなるまで食べてしまった子どもの話など聞いたことがありません。「おにぎり食べ放題」の店も見たことがありません。元を取るまで食べられると考える人がいなからです。

　ただし、寿司だと食べ過ぎてしまうことがあります。「寿司食べ放題」の店が成り立つのは、寿司にのっている魚介類が美味しいだけではありません。主役は酢飯に使われている砂糖なのです。お子さんのお気に入りの回転寿司屋さんがあるとすれば、もしかしたら他店よりも酢飯が甘いからかもしれません。今度、シャリの味を意識して食べてみてください。

外で懐石料理などを食べると、最後には和菓子が出てくることがあります。食事そのもので満腹になっているにもかかわらず、それらを残す人は滅多にいません。まさに、砂糖の入った食品は別腹に入ってしまうのです。もし、食後におにぎりや焼きいもなどが出てきたら、スイーツ女子は二度とその店には行かなくなってしまうでしょうし、食べログにもボロカス書かれることでしょう。

1章で子どもは食べる量がわかると述べましたが、それは自然の状態の食品の場合です。砂糖が入った加工食品の場合には、子どもでも「脳」が騙《だま》されてしまうのです。実際に騙されてしまう子どもが増えたことが、肥満や糖代謝異常などの生活習慣病を増やしてしまったのです。

砂糖が加わっただけでも十分に危険なのですが、ここに油脂が加わるともう歯止めが利きません。

同じサツマイモでも、そこに砂糖が入った「いもようかん」になると、1切れくらいなら食後でも入ってしまう可能性があります。では、1切れではなく、2切れ、3切れ食べるためにはどうしたらいいでしょうか？

サツマイモに砂糖だけでなく、バターや生クリーム、あるいは食用油を入れることです。つまりは、それがスイートポテトです。実際、スイートポテトなら2、3個ペロリと食べられるという人もいると思います。満腹になっても入ってしまうのです。

いくら甘いバナナが好きでも、3本も4本も食べられるものではありません。しかし、生クリームたっぷりのバナナケーキになると限度を超して食べてしまう可能性があります。かぼちゃの煮物は小鉢の量で満足していても、パンプキンパイやプリンにしたなら別腹に入ってしまうかもしれません。

だから、和菓子バイキングの店は聞いたことがありませんが、ケーキバイキングの店は山ほどあるのです。いくら「自称スイーツ女子」、いや最近は男性もいますが、まんじゅう、最中《もなか》、ようかんが食べ放題と言われても、とても元を取ることはできないとわかっているのです。

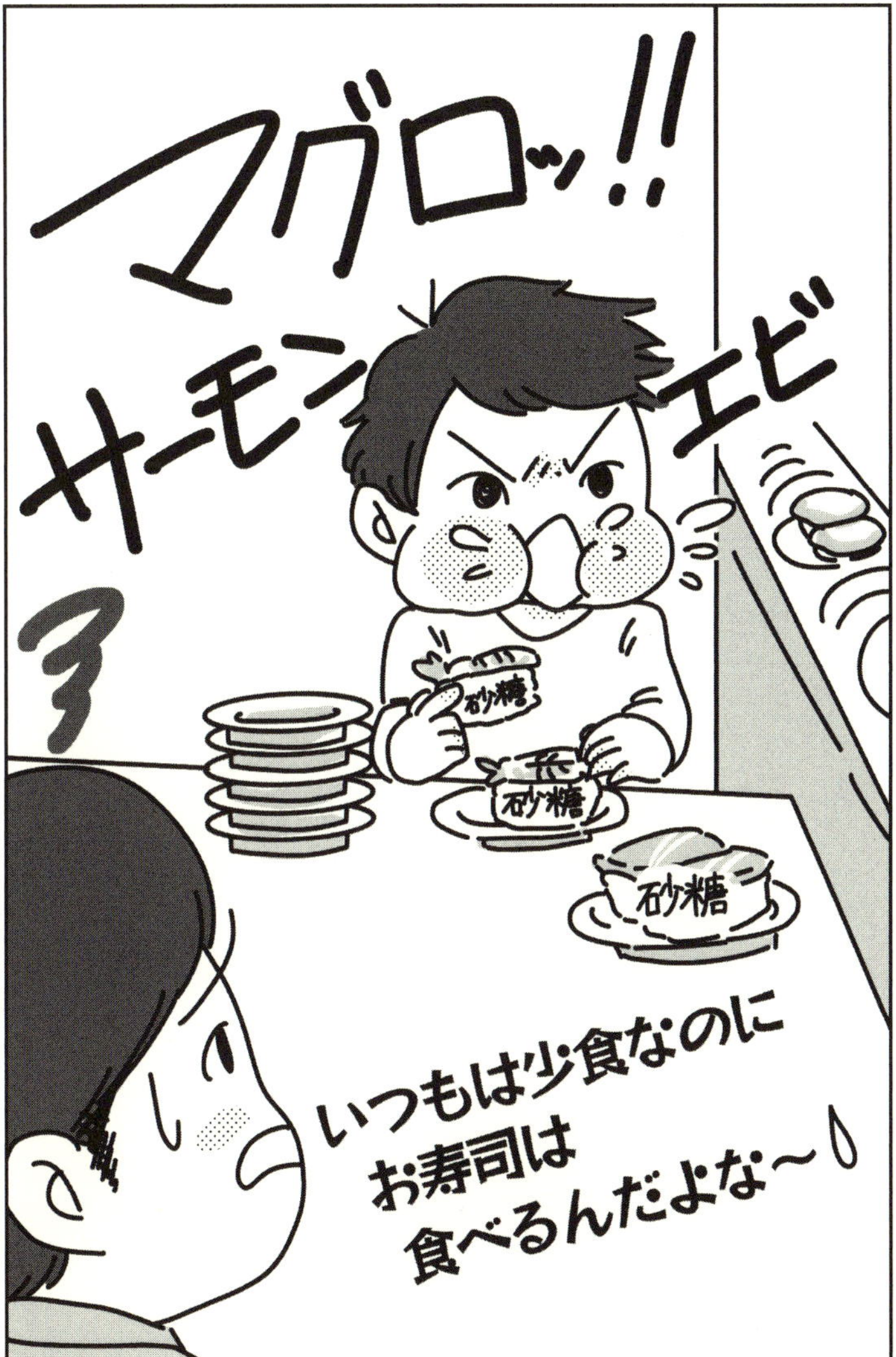
マグロッ!!
サーモン
エビ
砂糖
砂糖
砂糖
砂糖
いつもは少食なのに
お寿司は
食べるんだよな〜

「高脂肪」＋「高糖質（精製糖）」は最強タッグ

何も入っていないごはんだけを食べるには限界があります。しかし、食用油をたっぷり使ったチャーハン、あるいはカレーライスになると限度を超して胃袋に入ってしまう可能性があります。

砂糖と油脂で味覚が騙されるたとえとして、「鮮度のいい魚をもらったら刺身で食べろ。少し鮮度が怪しいと思ったら焼いて食べろ。もう少し鮮度に不安があったら、砂糖を使った煮魚にして食べろ。明らかに鮮度が怪しいと思ったら、天ぷらやフライにして食べろ。それでもいま一つ美味しいと感じなかったら、砂糖のたっぷり入ったウスターソースをかけろ。それでももう一つと感じたら、そこにタルタルソースをかけろ」などと言います。タルタルソースに使われているマヨネーズにも、食用油と砂糖が入っています。安いチェーン店の居酒屋のメニューに、炒め物や揚げ物が多いのものためです。マヨネーズを使ったものが多いのも同じことです。素材の味が劣《おと》るものを、工夫して美味しくしているとも言えるかもしれません。

砂糖の入った食品は脳が騙されてしまい、どこまで食べていいかわからなくなります。そこに、食用油、バター、チーズなどが加わり「高脂肪」「高糖質」になると最強になります。単に食べ過ぎになるだけではなく、明日もまた食べたくなるヘビーユーザーになってしまうのです。

10年以上も前になるでしょうか。アメリカでマクドナルドを相手に訴訟を起こした数人の高校生がいました。「私たちが肥満になったのはマクドナルドの責任だ」という訴えでした。訴えた男子高校生の中の1人の体重は180キロ、女子高校生は122キロあったといいます。しかし、食べるか食べないかは自己責任の問題だとして、高校生は敗訴してしまいました。

けれども、高校生たちの主張の中で「マクドナルドの商品には依存性がある」という部分では的を射ていました。依存性があるが故に、食べると太ることはわかっているが、やめられない、今日も明日も店に足を運んでしまう。そのような商品を販売することにこそ問題があるというものでした。法律的には自己責任ということで退けられてしまったのは仕方がないと思いますが、依存性を指摘する主張は間違っていなかったと思います。

最大の問題は、「高脂肪」「高糖質」の食生活にあることは言うまでもありません。ただし、私たち日本人の感覚からすれば、高脂肪といえば、肉類、あるいは揚げ物など、「副食」の問題だと考える方が多いと思います。「高糖質」の問題も、お菓子やジュース類など「間食」の問題だと考えるのではないでしょうか。もちろんそれらの影響が大きいことは間違いないでしょう。しかし、今やそれが食事そのもの、中でも「主食」として位置付けられていることに最大の問題があります。

マクドナルドを訴えたアメリカの高校生は、まさにハンバーガーとフライポテトに清涼飲料水を、「副食」や「間食」にしていたのではなく「食事」にしていたことの結果が高度肥満を招いたということです。食事ですから、もしかしたら年間300日、毎日3食を食べていた可能性だってあるかもしれません。逆にそのくらい食べなければ、180キロや120キロにまでなることはなかったでしょう。

このような問題は肥満大国、アメリカやカナダ、メキシコ、オーストラリアなどの問題でした。それが日本でも始まったのですから、いよいよ深刻です。

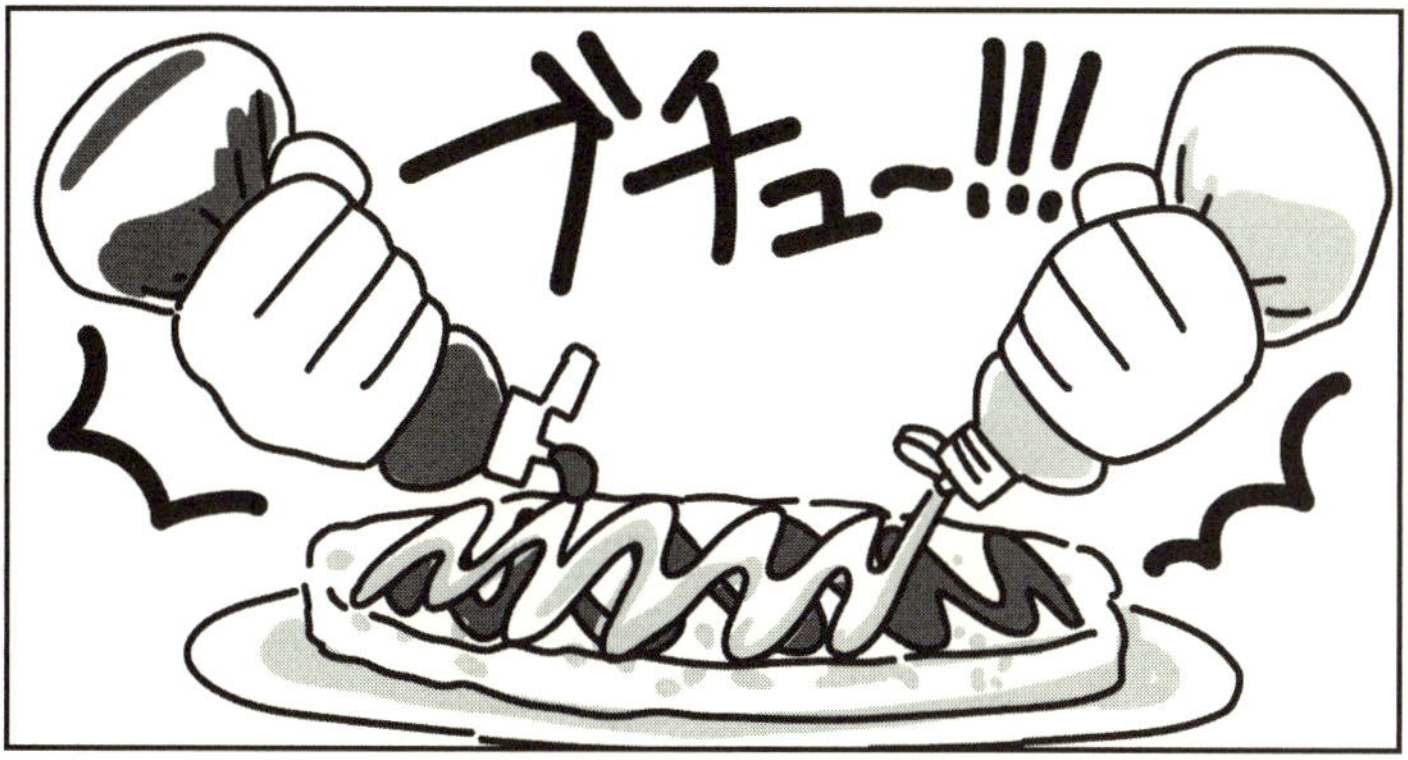
ブチュ〜!!!

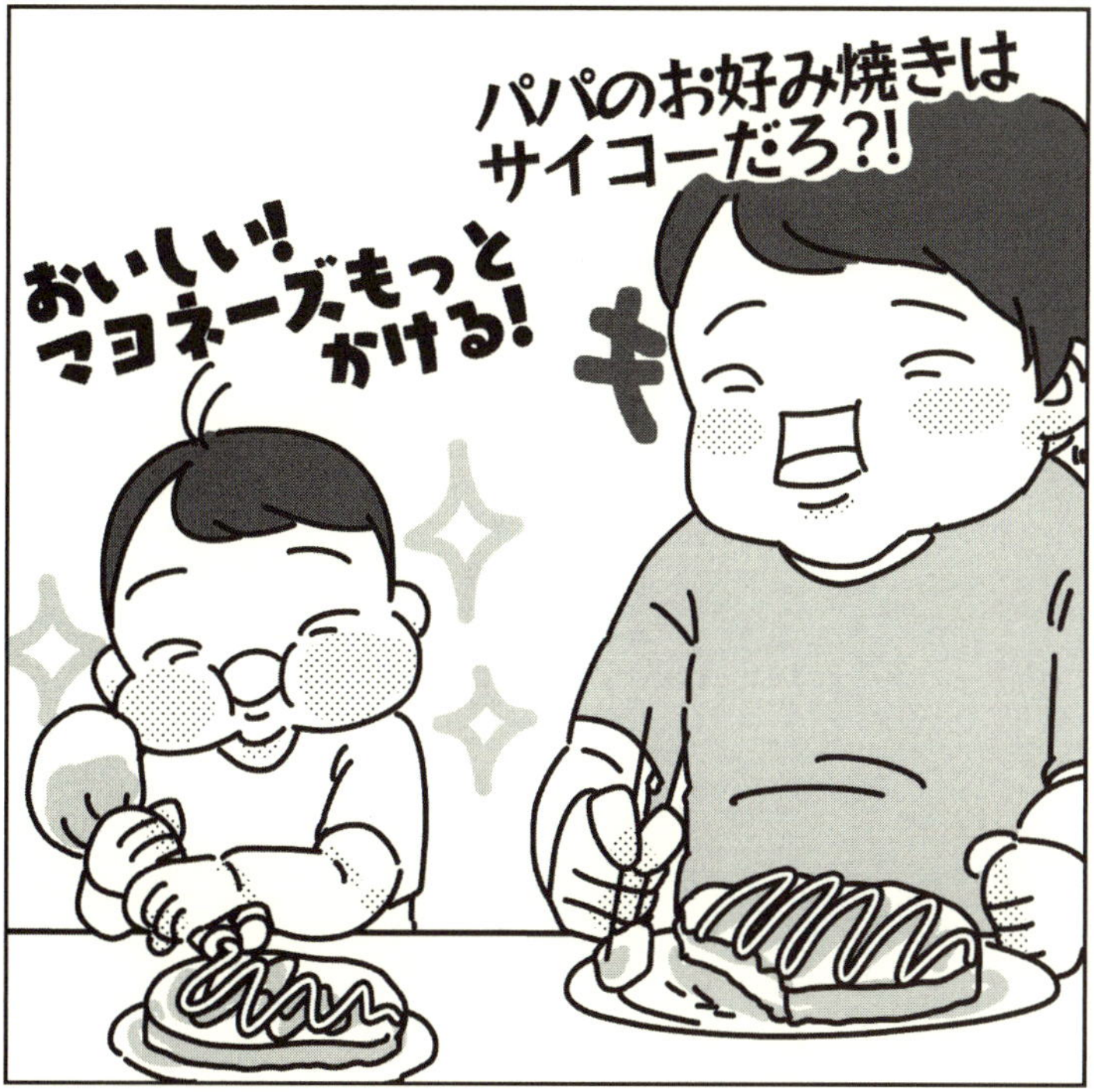
パパのお好み焼きは
サイコーだろ?!
おいしい!
マヨネーズもっと
かける!

もはや「食パン」はスイーツ

ここ数年、保育園や子ども園に講演に行くと、「ごはんが食べられない子どもがいて困っています」という質問を受けることがあります。体調面などで何の問題もないとしたら、ごはんでは物足りなくなっている可能性があります。強烈な砂糖の甘味に慣れてしまい、もはやごはんのほんのりとした甘味では美味しいと感じなくなってしまっているのだと思います。ただし、(何事にも例外はあると思いますが)お子さんに毎朝、ケーキやクッキー、アイスクリームなどのスイーツを食べさせている人は滅多にいないと思います。ところが、実際には毎朝、子どもにスイーツを食べさせている人がたくさんいるのです。どういうことか？　それは、食パンのことです。このように指摘すると、「いやいや、菓子パンを食べさせているわけではありません、食パンですから」と余裕の笑みを浮かべる方もいます。

さすがに菓子パンはスイーツだと認識している方が多いと思います。その点、食パンはそれほど甘くないため、罪悪感なく食べさせてしまっているのでしょう。しかし、私たち大人は味覚が鈍感になっているから気づかないのです。味覚が鋭い子どもにとって、食パンは十分に甘いスイーツなのです。

私が子どもの頃、学校給食で食べたコッペパンには砂糖が入っていませんでした。そのため、数日置くとカチカチに硬くなってしまったものです。食べこぼしたものがパン粉のようにたくさん床に落ちて、教室掃除が大変だったことを思い出します。パンを常食しているフランス人の中には「毎朝、バゲットを購入します」という方がいます。おそらく、そのバゲットには砂糖が入っていないのでしょう。硬くなってしまうため、毎朝、焼き立てを購入しているのだと思います。

現在、日本で市販されている食パンは、数日、いや1週間買い置きしておいても不味くなることはありません。様々な食品添加物が入っていることもありますが、砂糖がたっぷり入っていることが最大の理由です。食パンには砂糖と脂肪分(食用油、マーガリン、ショートニングなど)が、たくさん入っています。子どもにどこまで厳しくするかは別にして、「食パン」はスイーツだということを忘れないでください。

「カタカナ主食」は食生活全体に影響する

パンや菓子パン、ハンバーガー、ピザなどを常食するということは、お菓子を食事にしていることと同じなのです。稀《まれ》な楽しみで間食として食べるならいいのですが、これらを食事にする人が登場してきたことが子どもの健康問題に繋がっています。それら、カタカナ主食は砂糖が入っていることだけの問題ではありません。

全国各地を講演などで訪れますが、宿泊先のホテルの朝食ビュッフェ、あるいはファミリーレストランで食事をする親子連れを見ると、カタカナ主食と一緒にジュースを飲んでいる人が少なくありません。大人ならコーヒーの場合もありますが、子どもはほとんどがジュースを飲んでいます。ドリンクバーの場合には何度もお代わりができるため、飲み物だけで大量の砂糖を摂っています。

また、パンやハンバーガー、ピザなどには水分が30パーセント程度しか含まれていません。私たちの体に含まれている水分量はおおよそ60パーセントです。そのため、パンを口に入れると唾液が吸われてしまい、パサパサと感じて美味しくありません。しかも日本人は欧米人に比べ、唾液の量が少ないのです。それを防ぐには口腔内の粘膜を油脂類でコーティングする必要があります。パンにマーガリンやバターを塗ると美味しく感じるのはそのためです。パンにほうれん草のお浸しや、しめ鯖を食べる人はいません。どうしてもパンと一緒にほうれん草を食べたかったら、バター炒めになるでしょう。鯖も、マリネやムニエルになります。サンドイッチやハンバーガーに挟まれているものも、フライやサラダ、炒め物などすべて油脂類を使ったものになります。

最近の食生活には季節感がなくなったという指摘も少なくありません。たとえば、野菜だったら季節の料理として、春はせりのごま和え、夏は茄子のしぎ焼き、秋には菊としいたけの和え物、冬はふろふき大根などがあります。どれもがごはんの副食なのです。パンに合うのは、季節に関係なくサラダやソテーになるでしょう。ここでも油脂類を摂ることになります。パンや菓子パン、ハンバーガー、ピザなどを常食するということは、大量の砂糖と油脂類を摂ることになります。このことが子どもの肥満や糖代謝異常などの生活習慣病の大きな要因になっています。

スナック菓子は最強（凶）

子どもの食生活を考えるとき、どうしても避けられないのが菓子類の問題です。今や子どもたちに食べさせるべく、膨大《ぼうだい》な種類の菓子類が販売されるようになっています。注意したい菓子類はたくさんありますが、その中でも別格なのがスナック菓子です。コンビニエンスストアでもっとも売り場面積を占めているのも、このスナック菓子です。

かつて、「やめられない、とまらない、かっぱえびせん」というフレーズのテレビコマーシャルがありました。最近は、ハッピーターンにまぶされている粉を、若者は「やばい粉」と呼ぶのだとか。まさに、現在発売されているスナック菓子は美味しさを超えて、「病みつき」になるように作られています。これほど巧妙に作られた工業製品は他にないでしょう。少しおおげさかもしれませんが、史上最強の食品と呼べると考えています。時々、「食べ過ぎなければいいのよ」と言う方がいますが、そんな言葉が通用しないのがスナック菓子なのです。一度、封を開けたら最後まで食べるように作られています。

スナック菓子は基本的に、小麦粉、トウモロコシ、ジャガイモという穀物やイモ類を主原料にして作られています。それらはもっとも大切な糖質の供給源なので、子どもたちは大好きです。それを食用油で揚げているものがほとんどです。その際、主原料の穀類・イモ類を粉末にして成型していることが多いため、脂肪分を調整することが可能になります。脂肪分が約30パーセントになるように油の吸水率を調整しているのです。

実際に、多くの商品の脂肪分が約30パーセントになっています。30パーセントというのは、マグロの大トロ、あるいは和牛の霜降り肉と同じくらいになります。これは私たち日本人がもっとも好む脂肪割合だといわれています。そして、そこに砂糖、うま味調味料、精製塩が加えられて味が調えられ、香りを良くするための香料、そして美味しく見せるための着色料が使われているのがほとんどの商品です。「味」「香り」「色」とパーフェクトに調整しています。

まさに、工業製品は成分を自由に調整できることの見本と言ってもいいでしょう。ここまでくると、美味しく感じるように作られていると言うより、袋を開けたら最後まで食べなければ気が済まない、あるいは今日だけではなく、明日も明後日も食べたくなるように作られていると言うべきでしょう。

これら史上最強レベルのスナック菓子では味が濃過ぎるため、味覚が敏感な幼児期にはもちろん与えるべきではないのですが、ベビー向けおやつとして開発されたスナック菓子商品も数多く市販されています。お出かけ時の軽食として持ち歩いているお母さんも多いですし、「1才からの かっぱえびせん」もスーパーで売られているくらいですから、史上最強レベルのスナック菓子に出会うのも時間の問題でしょう。

子どもが食品メーカーの戦略に勝つことは非常に難しいと思います。どこまで厳しく考えるかは別にして、お子さんに対してスナック菓子を「半分だけにしておきましょうね」などという言葉は通用しないことだけは覚えておいてください。

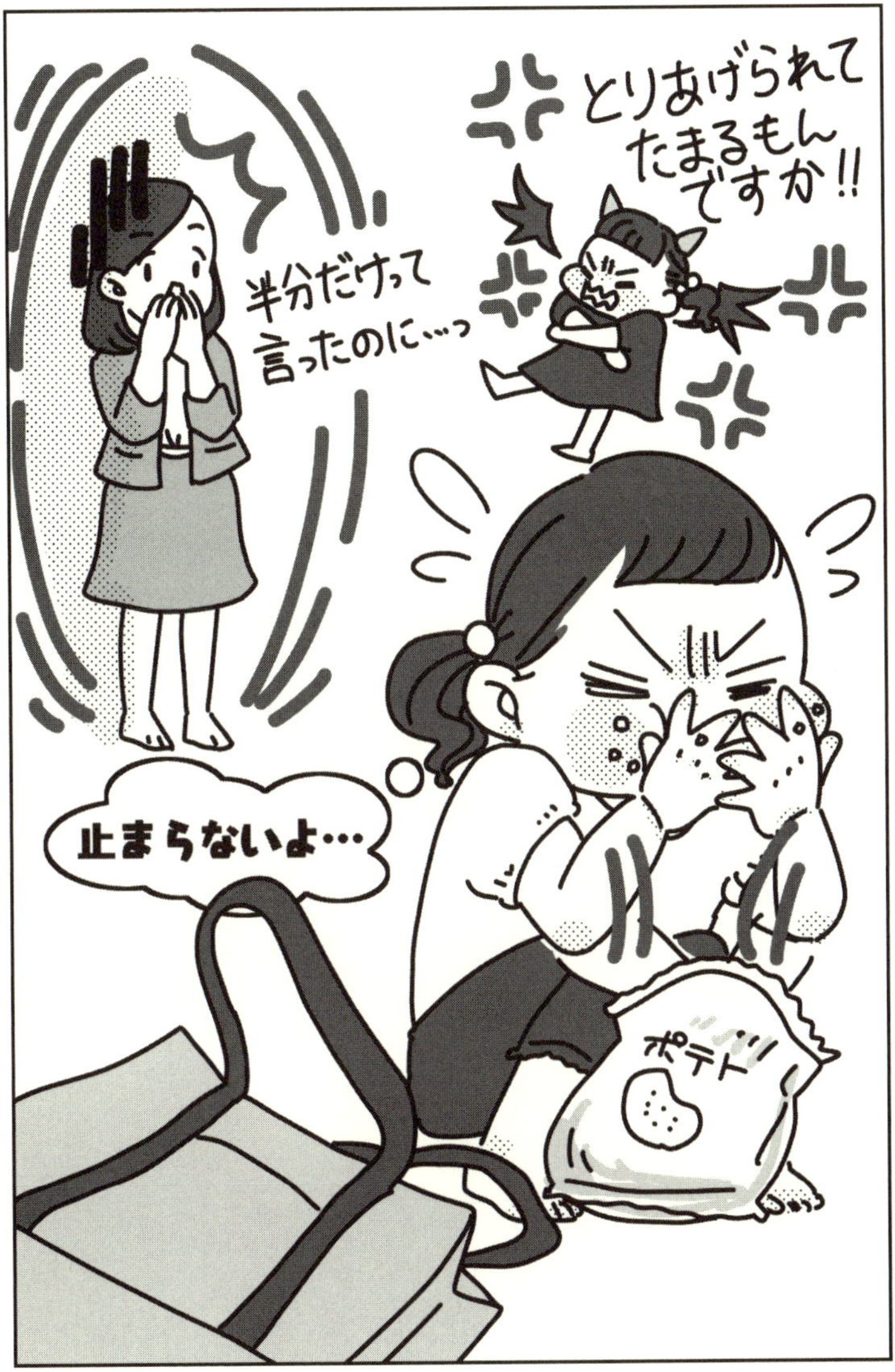
とりあげられてたまるもんですか!!
半分だけって言ったのに…っ
止まらないよ…
ポテト

冷蔵庫に常備してはいけない清涼飲料水

コンビニエンスストアで、スナック菓子の次に売り場面積を占めているのが冷蔵ケースに並ぶ清涼飲料水です。幼児期からそれらを飲む習慣をつけてしまったらどうなるのか。肥満大国、アメリカがそれを教えてくれています。小児の肥満や糖尿病を防ぐために、アメリカでは5州で「ソーダ税」が導入されるようになっています。フランスでは２０１２年、メキシコでは２０１４年に導入されました。アルコールやタバコと同様に、商品の値段を上げることで消費者が買いにくくしようとしているのです。単に「飲み過ぎないようにしましょう」と注意喚起しても、幼児期から覚えてしまうとやめることが難しいとわかっているからです。

同じ甘いものでも菓子類と違い、清涼飲料水は咀嚼する必要がありません。そのため、文字通り「歯止め」がかかりません。私なども暑くなるとビールを飲み過ぎてしまうことがありますが、ビールがスルメや餅のように硬かったら歯止めがかかり、飲み過ぎることはないだろうと思います。また、清涼飲料水は冷たいのが特徴です。冷たいほど甘味は感じにくくなります。そのため飽きがこないのです。溶けたアイスクリームを想像してみてください。食べる気が起きないほど、甘くてあくどいことを想像することは難しくないと思います。本当はそのくらいアイスクリームは甘いということです。冷たいと、その甘さがわからないのです。

子どもに清涼飲料水はとても勧められません。スポーツドリンクも同様です。お子さんのいる方は、いつでも飲めるように冷蔵庫に入れておくような習慣はやめましょう。当然のことですが、大量の砂糖が入っているのでカロリーも十分にあります。それらを常飲したら、きちんと食事ができなくなります。そのことも大きいのです。スナック菓子と清涼飲料水は、今日、明日の健康問題だけではなく、覚えてしまったら容易にやめることが難しくなります。将来にまで影響するということを考えてください。どこまで厳しく制限するかはともかく、それらを食べさせない、飲ませないことに対して「子どもがかわいそう」と思うのではなく、物心ついた頃に、やめたくてもやめられなくなってしまってはかわいそうだと考えるべきではないでしょうか。

第3章

70点を目指す「6つの提案」

子どもの食事は難しくない

お子さんの健全な成長のために「70点」の食生活を目指しましょう。健康は食生活だけで決まるわけではありませんから、70点で十分、「100点」である必要はありません。もっとも、何を基準に100点と評価するかは難しい問題ですが、時々、ストイックな健康法にはまり、100点だと主張する方もいます。一体、どんな生活をしているのか疑問が出てきます。

たとえば、お子さんが友人の家に遊びに行ったら、子どもが喜ぶからと甘いお菓子を出されてしまうこともあると思います。あるいは、おじいちゃん、おばあちゃんに預けたら、お菓子で「餌付け」されてしまう可能性もあるでしょう。それでも100点だと主張する方は、もしかしたら、友人の家には一切遊びに行かせない、おじいちゃん、おばあちゃんが孫の顔を見たいと言っても絶対に預けない、そんなヒステリックな姿が目に浮かんできます。実際、そのほうが健康的な食生活は実践できるでしょう。しかし、それが心身の健康にとってふさわしいのかは難しいと思います。

お子さんの体だけではなく、心の問題も含めて考えたとき、「70点」を目指すことが結局は「100点」なのかもしれません。

そして、70点なら誰でも実践できると考えています。お母さんがフルタイムで働いていようが、料理が苦手だろうが、経済的に厳しかろうが、誰でも実践することができます。なぜなら、子どもは「生きるため」に食べるからです。やがて成長とともに楽しみを求めるようになり、大人になると「快楽」を得ようとします。楽しみや快楽のための食事は手間がかかり、お金もかかります。子どもの食事は、「生きるため」の食事ですから、簡単で手間もかからず、料理の技術も必要としません。どなたでも、70点の食事は明日から実践することができます。

70点の食事を目指すための「6つの提案」を紹介させていただきます。今までの繰り返しになりますが、提案1から順番に見直してみてください。優先順位を間違うと難しくなります。そして、手応えを感じたら、「その他の提案」についても意識することで、お子さんだけでなく家族全員の健康につながっていくことでしょう。

提案❶

外遊びをさせましょう

子どもの食生活は、何をどれだけ食べるかよりもしっかり遊ばせることが大切です。遊ばせるだけで何もしなくてもいい食生活になります。これは子どもに限った話ではありません。

最近、「あなた、ポチ（犬）ですか？」と言いたくなるような食生活をしている人がいます。洗面器に甘いシリアルと牛乳を入れて食べる人です。間違いなく、体を使っていない人の食事です。しっかり体を動かし、汗をかいて仕事をしている人に出したら、「おれは犬や猫じゃないぞ！」とテーブルをひっくり返されるかもしれません。理屈ではなく、とてもこんなものを食べていたら仕事ができないと、体が教えてくれるからでしょう。大人でも体を使っている人は、とんでもない食事にはならないものです。

成長期の子どもは、大人以上に体を使うことが大切です。運動もいいでしょうが、はるかに遊びのほうが大事です。運動の場合は、たいがい体のある部分だけを使います。競技によっては非常に偏った動作になることがあります。その点、遊びは単に筋肉を使うだけではありません。五感を使います。

たとえば鬼ごっこで鬼になったら、見つけるために視覚を働かせなければなりません。どこに隠れているのかを探すために、耳をそばだてることになり聴覚も使います。友達を捕まえたときの触覚も感じるでしょう。その際、友達の汗の匂いも感じるかもしれません。嗅覚も働かせることになります。同じ「体を使う」動作でも、遊びは予知できない動きになり、全身の神経を使っています。

だから、「夕飯までには必ず帰ってきなさい」と言わなければならないほど、食べることも忘れて遊びます。しっかり遊ばせれば、お腹もすきます。お腹がすいていれば何を食べても美味しく感じます。手のかかる料理など作る必要もありません。私たちも山登りしたときは、おにぎりと水だけで十分美味しいと実感できます。ただ座っているだけの花見では、つまみとアルコールにだけ手が伸びることでしょう。ごはんをしっかりと食べさせるためにも、子どもは外でしっかり遊ばせましょう。

提案❷

子どものための食事は作らない

子どもが喜んで食べることや残さないで食べることをもっとも真剣に考えているのは誰でしょうか？

それは飲食店で「お子様ランチ」を作っている方です。何しろ、お客様（子ども）が食事を半分しか食べないなどということになったら、二度と店に足を運んでもらえなくなってしまうからです。そうならないためにはどんなメニュー内容にするでしょうか？

たとえば、ごはんは単なる白いごはんではなく、砂糖がたっぷり入ったケチャップを使ったオムライスにします。そこに付ける汁物は味噌汁やお吸い物ではなく、乳酸菌飲料やオレンジジュースになります。言うまでもなく、砂糖がたっぷり入っています。

では、副食はどうなるでしょうか？　ハンバーグか鶏のから揚げでしょう。もちろん、油脂類たっぷりの料理です。それらにかけるソースは、やはりケチャップがいいでしょう。その横には、豚肉の料理よりも、砂糖が入ったタコウインナーになります。もう1品増やすとしたら、ゆで卵より、油を使った目玉焼きのほうが喜びます。そこにかけるのはしょう油よりも、ケチャップか砂糖がたっぷり入ったウスターソースになります。付け合わせで野菜も欲しいところです。ほうれん草のお浸しでは残してしまうかもしれません。バター炒めがいいでしょう。あるいは、マヨネーズで和えたポテトサラダか、油をたっぷり吸ったフライドポテトがいいと思います。

ある意味、お子様ランチは、子どもが喜ぶことだけを考えた究極のメニューと言えるかもしれません。極めて「高脂肪」「高糖質（精製糖）」になります。このような不健康な食事でも、稀な外食のお楽しみとして食べるならいいでしょうが、家庭でやることではありません。おじいちゃんやお父さんに同様のお子様ランチを出したら、「俺をバカにしているのか？」と怒りだすかもしれません。

子どもの顔色を見て食事を作らなければ、ここまで「高脂肪」「高糖質」の食事にはならないということです。子どもの顔色を見て食事を作るのは、クリスマスや誕生日など特別な日だけにしましょう。

提案③

飲み物は「水」「麦茶」「ばん茶」

子どもの食事でもっとも大切なのは、飲み物の選択です。子どもは新陳代謝《しんちんたいしゃ》が激しく、基本的に暑がりでよく汗をかきます。少し暑いだけでも布団を蹴飛ばすのが子どもです。そのため、私たち大人以上に水分を欲しています。多少の好みの違いはありますが、ケーキよりも水分が多いアイスクリームを欲します。少し前まで水分の多い母乳を飲んでいたのですから、ある意味、当然の欲求です。

私たちが子どもの頃は、子どもの飲み物で悩む親はほとんどいませんでした。あまり考えなくても、水、夏場だと麦茶、あるいはばん茶などでした。単にそれしかなかったからだとも言えます。これらの飲み物は、どんなに飲んでも「水っ腹」にしかなりませんから、食事には影響しません。

ところが現在は、子どもたちに飲ませるべく、カロリー（熱量）のある飲料水がどれほどあるでしょうか。炭酸飲料水、果汁、コーヒー、乳酸菌飲料、スポーツ飲料、エナジードリンク、牛乳、豆乳、シェーク、スムージーなど、膨大な種類と数の飲料水が販売されるようになっています。流行りもの好きな親と一緒に、お腹にたまるタピオカドリンクや、さらには「飲むチーズケーキ」などともてはやされているチーズティーを吸っている子どもまでいます。

どのような種類の飲料水であれ、カロリーのある飲み物を飲めば、小さな胃袋は中途半端に空腹が満たされることになります。そのため、食事がきちんとできなくなってしまいます。そうなると、少しの時間で空腹になり、再びお菓子やジュース類を欲するようになります。その悪循環になってしまう可能性があります。

飲み物は「水分」を補給するものであって、カロリーを摂るためではありません。お子さんの飲み物は、水、麦茶、ばん茶などにしましょう。稀な菓子類はともかく、砂糖の入った飲料水を冷蔵庫に買い置きしておくことはやめましょう。

提案❹

朝ごはんをしっかり食べさせましょう

お子さんの朝食はしっかりごはんを食べさせましょう。大人でも肉体労働をしている人は、「ごはんを食べないと仕事ができない」「パンでは食べた気がしない」という人がいます。その大人よりも、お子さんは成長期なのですから、しっかりごはんを食べさせないと、勉強も遊びも十分にできません。

ただし、若いお母さん方の中には、朝の慌ただしい時間に和食は手間がかかって大変だと考える方もいるかもしれません。それは旅館やホテルの朝食と勘違いしています。朝から、温泉卵や茶わん蒸し、焼き魚、野菜の煮物という献立を作らなければならないのなら、その気持ちも理解できます。しかし、それはお金をいただくための特別な「おもてなし料理」です。家庭の食事ではありません。

朝食は、ごはんと味噌汁さえあればいいのです。前の晩に多めに炊いて、ジャーに保温してあるごはんと、前の日に多めに作った味噌汁を温めるだけで十分です。

副食には手間のかからない常備食をそろえておけばいいでしょう。時間に余裕のある方は作り置きをしておくことをお勧めします。作っている時間がない方は、市販の漬物、焼き海苔、魚介類の佃煮、納豆、ふりかけ、煮豆、梅干し、あるいは魚介類の缶詰などを利用しましょう。中には、佃煮や煮豆などは砂糖が使われているけれどいいのか、あるいはふりかけの中には食品添加物が使われているものもあるけれどいいのか、と悩む人もいるかもしれません。これらの常備食はいずれもごはんを食べるために添える程度のものです。中には「飯どろぼう」などとネーミングされた商品さえあります。どれも大量に食べるものではありません。それらを利用することでしっかりごはんが食べられることのほうが大切です。ごはんは基本的には無添加ですから、何より安全です。

もちろん、市販の常備食も経済的に可能な方は、できる限り食品添加物の使われていないものを購入することをお勧めします。ただし、理想的な食生活は人それぞれです。そこには、食品の入手条件や経済的な問題も無視することはできません。身の丈に合った食生活が継続する上で、もっとも大切な条件です。

これは決して、手抜きを勧めているわけではありません。昔から、家庭の朝食はそんなものだったのです。手の込んだ料理など作っていませんでしたし、日替わりである必要もなく、毎朝、似たようなものを食べていました。電気製品もない時代ですから、作る時間がなかったとも言えます。

栄養教育の指針とする意味不明の「バランス論」が登場して以降、朝から「魚か肉もそろえなければ!」「野菜料理を作らなければ!」「豆類、海藻類の料理も作らなければ!」と大変になっただけです。

どうしても忙しいときには、パンでも仕方がないかもしれませんが、極力、しっかりごはんを食べさせてあげてください。砂糖たっぷりのシリアルや、ゼリー飲料で済ませることだけは選択しないようにしてください。

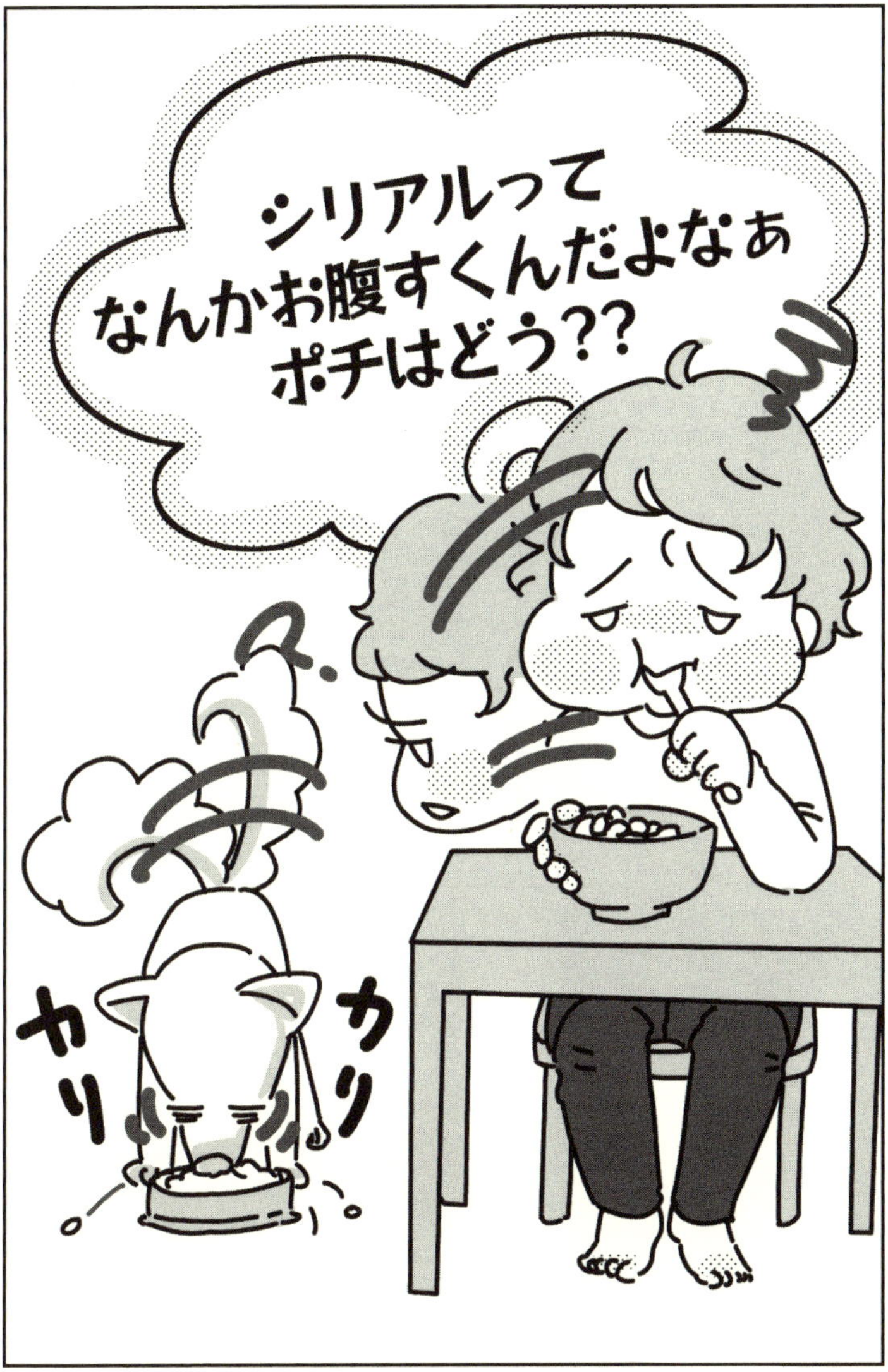
シリアルって
なんかお腹すくんだよなぁ
ポチはどう??
カリ
カリ

提案5

子どものおやつは「食事」

成長期になると、よく遊んでいる子どもは一日3回の食事では足りない可能性があります。そのため、3食の「間」に簡単な食事をとる必要があります。文字通り、間食です。昔は、午後2時から4時を「八つ刻《やつどき》」と呼んでいました。その時刻に食べることが多かったので、「おやつ」、あるいは「おさんじ」と呼ぶようになっています。

これは子どもに限った話ではありません。大人でも、朝食の時間が早く、農林業など肉体労働中心の時代には、お昼前に簡単な食事をとることが少なくありませんでした。今でも、「こびる（小昼）」「こびりっこ」という言葉が残っている地域があります。ただし、一日に4回も食事を作るのは大変ですから、簡単な食事、おにぎりやおかゆ、あるいはすいとん、お焼きなどを食べる地域もあったでしょう。逆に、子どもでも外で遊ばずに、スマートフォンやテレビゲームばかりしていたら、たいして空腹にはならないですから、当然、おやつは必要ありません。

おやつが必要かどうかは、おにぎりを出せばわかります。本当に必要なら、がむしゃらに食べます。「いらない。お菓子が食べたい」といった反応をするようなら、本当におやつが必要か考えたほうがいいでしょう。

私は全国各地の保育園で給食のアドバイスをしています。ほとんどの保育園のおやつはおにぎりです。よく体を動かして遊んでいる子どもは喜んで食べています。ところが時々、保育士さんや園長（たいがい女性）から、「毎日おにぎりでは子どもがかわいそうだ」という意見が出ることがあります。子どもがかわいそうなのではなく、同じおやつを食べる自分がかわいそうなのです。大人のおやつは、成長のためではありません。たいがい、「口さびしさ」など、心の栄養です。そこを子どもと混同してはいけません。

子どものおやつは「上」に成長するためです。したがって簡単な食事である、おにぎりでいいのです。砂糖の入った菓子類は稀な楽しみにしましょう。なお、お母さんのおやつは「横」に成長するためです。くれぐれもご注意ください。

提案❻

「カタカナ主食」は日曜日のお楽しみに

現代の子どもたちに肥満や糖代謝異常などが増えた最大の理由は、「高脂肪」「高糖質（精製糖）」の食生活にあります。それも副食や間食ならまだしも、主食さえもそうなってしまったことに最大の原因があります。

これは、肥満大国、アメリカやカナダ、オーストラリアなどと変わらない食生活になってきたということであり、まとめて言えば、「カタカナ主食」です。パン、菓子パン、シリアル、サンドイッチ、ハンバーガー、ピザ、ドーナツ、パイ、ワッフル、ホットドッグ、パンケーキ、ホットケーキ、スパゲティ、マカロニグラタン、ラーメン、インスタントラーメン、カップ麺など一体どれほどあるでしょうか。

これらのカタカナ主食はすべて、砂糖か油脂類がたっぷり入ったものです。朝からマカロニグラタンやラーメンを作って食べさせている人がいれば問題ですが、そんなまめな人は滅多にいないでしょう。やはり、毎朝食べさせてしまう可能性があるのは、パンだと思います。パンに含まれる砂糖の美味しさを覚えてしまったら、とことんスイーツを欲するようになってしまいます。食パンだけでも子どもにとっては十分に甘いのですが、ジャムやチョコクリームをたっぷりと塗って食べてしまったら、もう、ごはんのほんのりとした甘さでは満たされなくってしまいます。パンの常食は避けたいものです。

ただし、現代社会でそれらをすべてやめることも現実的ではないかもしれません。それらは家庭では食べずに、外食時の楽しみにする。それが難しければ週に2、3回程度に抑えたいものです。

毎朝パンにしてしまうと、週に7回、それに時々、ラーメンやピザなどが加わると、軽く10回を超えてしまうことになります。明らかに多過ぎます。

これまで、朝食にパンを食べさせていた方は、そこから見直してください。それが難しい場合は、一日おきに砂糖の入っていないフランスパンにするところから始めてみたらどうでしょうか。

その他の
提案 1

副食は季節の野菜、イモ類、海草類を中心に

副食は季節の野菜やイモ類、海藻類などを中心にしましょう。日本は世界でも稀なほど、四季の変化が著しく、地域ごとに様々な気候風土があります。季節や土地によって収穫できるものも変わるため、野菜の種類が多い国でもあります。それを楽しみたいものです。

寒い冬が終わり、春になると「目を覚ませ」と知らせるかのように、香りが強く、アクの強い緑の野菜がたくさん獲れます。せり、ノビル、ワラビ、こごみ、うど、ふき、ニラ、あるいは筍《たけのこ》などです。

夏は汗をかく季節ですから、水分の多い、きゅうりや瓜《うり》、トマト、レタスなどが獲れます。どちらかと言えば、生で食べたほうが美味しい野菜が多くなります。茹でるだけで美味しいトウモロコシや枝豆も獲れます。

秋は、まさに食欲の秋。お米、麦、サツマイモ、ジャガイモなど空腹を満たしてくれる穀類、イモ類、あるいは豆類などがたくさん実ります。

冬になると、大根、ごぼう、サトイモ、レンコンなどの根菜類や、ねぎ、白菜、春菊などが獲れます。どちらかと言えば、温めて食べたほうが美味しい野菜です。寒いのですからそれでいいんですね。自然はうまくできていると思います。私たち人間も、野菜と同じ自然条件、季節の中で生きているのですから、それに逆らう必要はありません。

季節感を大切にすると、春などは苦味の強いものが多く、子どもが食べられるものが少なくなる可能性がありますが、気にすることはありません。親が美味しそうに食べている姿を見ていれば、いずれ成長しながら食べられるようになります。

そして、野菜は「何を食べるか」と同時に「調理法」も意識したいものです。最近は、サラダ、炒め物、揚げ物などの油料理があまりにも多くなっています。煮物、和え物、お浸しといった油を使わない調理法で食べてほしいです。決して、油を使った料理がダメだと言っているわけではありません。少しだけ油を減らすことを意識してみてください。

その他の提案❷

動物性食品は魚介類を中心にする

動物性食品は魚介類や卵を中心にして、肉類は稀な嗜好《しこう》品と考えることをお勧めします。

かつて、魚介類は小魚がいいという情報が多かったように思います。小魚の骨まで食べて「カルシウム」を補強しようというものです。ところが、煮干しなどの乾物は、脂が酸化されて「過酸化脂質」が多いので避けましょう、という情報が流れるようになります。一昔前は、白身魚がいいという情報が多く、鯖やイワシなどの青身魚は脂肪が多いので食べ過ぎないようにと言われたものです。ところが近年は、鯖やイワシに含まれる脂質のＥＰＡ（エイコサペンタエン酸）やＤＨＡ（ドコサヘキサエン酸）は血液をサラサラにするだけではなく、認知症予防になると伝えられました。子どもには「記憶力がアップする」と伝えられ、サプリメント商品も増えました。

これは「どれが正しいのか？」という問題ではありません。魚の栄養に関する情報の歴史は、ずーっとこの繰り返しです。魚を食べるのに、カルシウム、EPA、DHAなどの栄養素の情報を考えると右往左往して疲れるだけです。

魚介類を選ぶ際は、旬だけを意識しましょう。旬がわかりにくければ、魚売り場に並べられている安い魚を食べればいいのです。魚介類で気になるのは安全性の問題です。数年前、中国産のうなぎに抗菌剤が使われていることがニュースになったことを覚えている方もいるのではないでしょうか。少し前には、ハマチに使われている薬の問題も起きています。いずれにしても養殖魚の問題です。養殖される魚は、鯛やふぐ、ハマチ、うなぎなど高級魚ばかりです。イワシや秋刀魚、イカなどの安い魚に薬を与えてまで養殖する人はいません。

養殖魚がすべて危険だと言っているわけではありません。しかし、イワシや秋刀魚、イカ、アジなど、大量に水揚げされて市場に出回るような大衆魚なら、薬に関して最初から心配する必要はないですし、家計にもやさしいと言えます。

その他の提案❸

未精製米のすすめ

無理がなければ、お米は未精製で食べたいものです。

お米はもみ殻を剥《む》いただけで、ぬかや胚芽がすべて残っているものが玄米です。少しだけ、ぬか、胚芽を削ったものを3分づき米、もう少し削ると5分づき米、もっと削ると7分づき米、そして、ぬかや胚芽を限りなく削ってしまったものを白米と呼びます。

玄米食マニアの方などは、「白米は栄養素がすべて捨てられてしまっているので、白米は文字通り（粕《かす》）だ」と言う人もいます。確かに、お米についている大切な栄養素を捨ててしまうのはもったいないことです。ただ、「粕」とは言い過ぎです。砂糖や油脂類だらけのカタカナ主食が多くなっている時代ですから、白米は十分に良い「主食」です。

お米は精製度合いによって特徴があります。玄米が理想的であることは間違いありません。常食しているとわかりますが、しっかり栄養素が残っているので副食をそれほど必要としなくなってきます。便秘症の人などは、あっと言う間に解消することも少なくありません。また、消化吸収に時間がかかるため、過食を防ぐ可能性もあります。ただし、あまり胃腸が強くない方などは負担になることがあります。夏場に玄米を食べようとすると極端に食欲が落ちてしまう人もいます。大まかな言い方をすると、大食い傾向の人には合います。食の細い人には合わないかもしれません。一般の電気炊飯器では炊飯が難しいという問題も考えなければなりません。

5分づき米だとかなり食べやすくなります。合わないという人はあまりいません。普通の電気炊飯器でも美味しく炊くことができるのも利点です。7分づき米だと、白米に近いので違和感がある人はほとんどいません。

未精製のお米を考えるなら、5分づき米、7分づき米、あるいは胚芽米などから試してみてはいかがでしょうか。雑穀（あわ、きびなど）、麦類を入れて食べるのも大変にいいことです。いずれにしても、「ごはん」は毎日食べる主食ですから、家族全員が食べやすいものにすることが大切です。

その他の
提案④

食品の安全性も考慮したい

「農薬」「ポストハーベスト農薬(収穫後農薬)」「食品添加物」「抗生物質」「ホルモン剤」「遺伝子組み換え食品」「トランス脂肪酸」、そして「放射性物質」など、忘れた頃に食品の安全性を脅かす問題が浮上します。

小さなお子さんがいる方などは不安に思うことが多いと思います。「本気で考えたら、何も食べるものがなくなってしまうから気にしないようにしている」という方もいるでしょう。あるいは、「国が許可して販売しているのだから、心配する必要はないのではないか」と考える方もいると思います。その気持ちもわかります。

ただし、国が許可していたものが後になって販売禁止になった例は少なくありません。また、輸入食品が増えて、食品の安全性に対してルーズな国からも入ってきています。やはり、「気にすることはない」とは言えなくなっています。

それでは、具体的にどうすればいいのでしょうか？

これまで述べてきたように、子どもにはしっかりごはんを食べさせ、おやつもおにぎりを中心にして、飲み物は水や麦茶にする。それだけで食品添加物やポストハーベスト農薬、抗生物質、ホルモン剤などの心配はほとんどなくすることができます。いたずらに神経質になるよりも、このことが大事です。

その上で、買い物をするとき、次の2つのことを意識してみてください。1つ目は食品の「表示」を見て、深く考えずに、とにかく「文字数」の少ないものを選ぶこと。2つ目は、その食品の原材料の「色」や「形」のわかるものを購入することです。つまり、イワシのミンチを買おうとするなら、イワシそのものを買う。みかんジュースではなく、みかんそのものを購入するという意味です。たったそれだけで随分違うものです。その上で、経済的に可能だったら安全な食品を流通する団体やお店から購入すればいいでしょう。

食生活全体を考えないで、「食品ばかり見ていると経済的な負担も馬鹿にならなくなります。そのことで疲れてしまい、逆に不健康に繋がってしまうこともあります。

1週間の献立例

　おおまかな1週間の「献立」を紹介させていただきます。朝食、あるいは間食など、毎日、内容を変えてあるのは、あくまでもバリエーションを知っていただくためです。実際にはこれほど変化させる必要はありません。朝食などは、毎日、似たようなものになるのが普通だと思います。

　また、地域性や季節感を抜きにして紹介させていただいていることをご了承ください。そして、子どもだけの食事として作る必要はありませんから、大人も同じでいいと思います。もちろん、お父さんの晩酌用など、大人はもう少し楽しみたいと考える場合は、副食を1品、2品追加すればいいでしょう。

子どもをじょうぶにする
1週間の献立例

月	朝	ごはん、味噌汁（豆腐）、たくあん、焼き海苔、ごま塩、ばん茶
	昼	きつねうどん、水
	間	塩むすび、水
	夕	ごはん、味噌汁（キャベツ・油揚げ）、鯖の味噌煮、ほうれん草のお浸し、ばん茶
火	朝	ごはん（麦入り）、味噌汁（白菜）、納豆、キャベツの浅漬け、麦茶
	昼	とろろそば、煮豆、麦茶
	間	トウモロコシ、麦茶
	夕	ごはん（麦入り）、味噌汁（大根・油揚げ）、アジの干物、きんぴらごぼう、ばん茶

水	朝	ごはん、味噌汁（わかめ、玉ねぎ）、野沢菜漬け、煮豆（大豆、昆布）
	昼	いなり寿司、麦茶
	間	焼きいも、麦茶
	夕	ごはん、お吸い物（とろろ昆布）、厚焼き玉子、焼き茄子、冷奴、麦茶
木	朝	ごはん（キビ入り）、味噌汁（もやし・豆腐）、ぬか漬け（きゅうり）、なめたけ、ふりかけ
	昼	味噌おにぎり、水
	間	スイカ
	夕	ごはん（きび入り）、お吸い物（とろろ昆布）、秋刀魚の塩焼き、野菜炒め（もやし・豚肉・キャベツ・にんじん）、ばん茶
金	朝	ごはん、味噌汁（豆腐、ニラ）、らっきょうの酢漬け、鯖の水煮（缶詰）、麦茶
	昼	スパゲティ（海苔・たらこ）、サラダ（きゅうり・トマト）、水
	間	蒸かしたジャガイモ、麦茶
	夕	ごはん、味噌汁（大根）、高菜漬け、イカとサトイモの煮物、白菜と海苔の和え物、麦茶

土	朝	ごはん、味噌汁（納豆）、ぬか漬け（にんじん）、梅干し、ふりかけ
	昼	そうめん、ばん茶
	間	せんべい、甘栗、ばん茶
	夕	ごはん、お吸い物（卵・キャベツ）、イワシのしょう油煮、ふろふき大根、ばん茶
日	朝	フランスパン（バター）、トマトスープ（玉ねぎ・にんじん）、サラダ（レタス・トマト・きゅうり）、目玉焼き
	昼	けんちんうどん、麦茶
	間	みたらし団子、麦茶
	夕	ごはん、味噌汁（白菜・ねぎ）、かぼちゃの煮物、アジフライ（キャベツ）

子どものためのおやつ選び

アルコールとタバコをやらないお母さん（お父さん）は、甘いお菓子が恋人になっている場合があります。それらを食べると、ほっとしたり、幸せを感じたり、精神的に安定する作用があるのかもしれません。家庭の平和維持のためにも、大人にはそのような「精神安定剤」が必要なのかもしれません。

一方で、子どもは本能的に甘いものが大好きです。したがって、甘いトウモロコシやサツマイモなどが大好きです。お母さんが欲しているのは甘いものではなく「砂糖」の入った菓子類ですが、子どものおやつは4回目の「食事」として考えることが大事です。子どもの好む甘いものと、お母さんの精神安定剤は別物です。そこを間違わないように心得て、子どものおやつを選びましょう。そしてお母さんがお菓子を食べる際は、子どもに見つからないように、子どもが寝てからにしましょう。

子どものおやつ（4回目の食事）の選び方

おすすめ	おにぎり、水、麦茶、ばん茶 もち、うどん、そば、サツマイモ、 ジャガイモ、トウモロコシ
ややおすすめ	せんべい（塩味・しょう油味）、 栗、甘栗、くるみ、炒り豆、ぎんなん、 松の実、じゃこ
たまには	季節のくだもの、ドライフルーツ、緑茶
稀にしましょう	和菓子（まんじゅう・だんご）、アメ、ガムなど
特別な日のお楽しみ	洋菓子（ケーキ・クッキー・アイスクリームなど）、 せんべい（揚げ）、牛乳
買わないようにしましょう	スナック菓子、清涼飲料水、炭酸飲料水、 乳酸菌飲料、スポーツ飲料

ブックマン社・幕内秀夫の本

「粗食」のきほん

〜ごはんと味噌汁だけ、あればいい〜

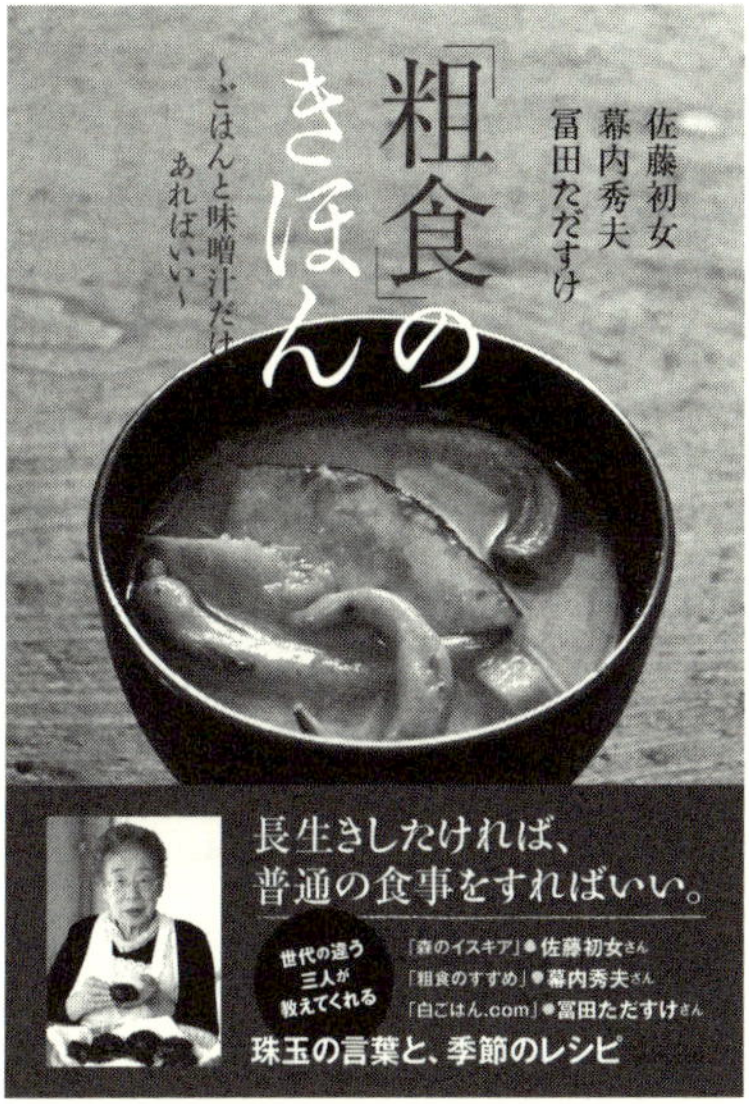

長生きしたければ、普通の食事をすればいい。
世代の違う三人が教えてくれる
珠玉の言葉と、季節のレシピ

2016年に亡くなられた森のイスキアの佐藤初女さん、「白ごはん.com」が大人気の冨田ただすけさん……「食べることは、生きること」に共鳴した三人のコラボレーション。特別なことなんてしなくても、丁寧に作られたごはんと味噌汁を食べているだけで、健康な心と体を手に入れることができる。お米の研ぎ方、おむすびのむすび方、だしの取り方、野菜の切り方、子どもへの食べさせ方、体が弱った時の食事の仕方など、「日本の食」のきほんがわかる。減塩もマクロビも、いらない。日本の食事を取り戻そう。

A5判・並製　　本体1,400円＋税

幕内秀夫（まくうち・ひでお）

1953年茨城県生まれ。東京農業大学農学部卒業。専門学校の講師を勤めるが山梨県の長寿村棡原と出会い、欧米模倣の栄養教育に疑問を持ち退職。その後、伝統食と健康の研究を行う。帯津三敬病院、松柏堂医院などの医療機関で約30年間、食事相談を行う。現在、フーズ＆ヘルス研究所代表。学校給食と子どもの健康を考える会代表。企業の社員食堂や保育園、幼稚園の給食改善のアドバイスなどを行う。『粗食のすすめ』（新潮社）、『ドラッグ食』（春秋社）、『粗食のきほん』（佐藤初女氏等と共著・弊社刊）、『変な給食』『もっと変な給食』（弊社刊）など著書多数。

フーズ＆ヘルス研究所
http://fandh2.wixsite.com/fandh/blank-cs1v

ブログ「幕内秀夫の食生活日記」
https://ameblo.jp/makuuchi44/

子どもを
じょうぶにする食事は、
時間もお金も手間も
かからない

2019年10月10日　初版第一刷発行

著者　幕内秀夫

デザイン　根本真路
イラスト　みきぎ
編集　下村千秋　小宮亜里
営業　石川達也

発行者　田中幹男
発行所　株式会社ブックマン社
〒101-0065 千代田区西神田3-3-5
TEL：03-3237-7777　FAX：03-5226-9599
http://www.bookman.co.jp/
ISBN 978-4-89308-922-9
印刷・製本　凸版印刷株式会社